脳科学者しのはら先生の
ご長寿脳活まちがい探し日本一周

ふるさとの風景編

監修 しのはら・きくのり
篠原菊紀
公立諏訪東京理科大学教授

ぬり絵・パズル 杉井洋一

法研

2019年9月　篠原菊紀

ご長寿脳活
まちがい探し日本一周
ふるさとの風景編

はじめに

この本で
脳を活性化させて
人生100年時代を
楽しく過ごしましょう。

認知症を予防したいなら、まずは運動と禁煙

2019年、WHO（世界保健機関）は、認知機能（あたまの働き）および認知症のリスク低減に関するガイドラインを発表しました。さまざまな研究論文やそれをまとめた解析論文を精査し検討したガイドラインです。それによれば、強く推奨されているのは、運動（有酸素運動や筋トレなど）と禁煙です。ですから、あたまの働きを元気に保ちたい、認知症を予防したいなら、まずは運動と禁煙がおすすめです。

認知的なトレーニングで脳を鍛える

一方、※地中海食、健康的でバランスのとれた食事、危険で害ある飲酒行動をやめたり減らしたりすること、認知的なトレーニング（いわゆる脳トレ）、過体重・肥満・高血圧・脂質異常・糖尿病への介入が条件付きで推奨されています。いわゆる脳トレが嫌ではない、ストレスではない人には、この本などでしっかり脳を鍛えることがおすすめできます。

※地中海沿岸諸国の伝統的な料理。

まちがい探しで
ワーキングメモリを
活性化

まちがい探しでは、片方の絵を部分的に覚えながら、もう片方の絵のまちがいを5つ探します。このときワーキングメモリといって、記憶や情報を脳にメモしながら知的作業を行う機能を使います。具体的には、右の前頭前野や左右の頭頂連合野がよく活性化します。

また、まちがいをカウントし、「あれ？まだあるのか」と考える時にも、ワーキングメモリの力が鍛えられます。こうしたワーキングメモリの力は年とともに衰えやすく、認知症のスクリーニングテストや、75歳以上の運転免許更新時のテストにも組み込まれていますから、しっかり鍛えましょう。

この本のまちがい探しの題材は「ふるさとの風景」です。むかし暮らした土地の風景や、旅で訪れた観光地の風景がたくさん出てきます。懐かしく思い出されることでしょう。そうした過去の懐かしい記憶に触れることは、脳では大脳辺縁系といって感情にかかわる部分の活動を高めてくれます。その活動で脳がイキイキし、知的な活動をも支えてくれます。また日本一周の旅に出たような気分は、やる気にかかわる脳の線条体の活動を高め、年をとるとなかなか喚起されにくい、やる気を高めてくれます。

過去の懐かしい
記憶に触れると
脳がイキイキする

脳活・脳トレは
遊びながら
楽しく取り組むもの

この本は、まちがい探しの後はぬり絵、歴史上の人物探し、似ている人探し、最後はお国自慢事典として、1冊で5度楽しめる構成になっています。脳活・脳トレは遊びながら楽しく取り組むものです。この本で脳を楽しく刺激し、ウオーキングやスクワットなどの運動をしっかり行い、禁煙し、健康的な食事をとり、血圧や血糖値、コレステロール値のコントロールをして、人生100年時代を楽しく過ごしていただけたら幸いです。

ご長寿脳活
まちがい探し日本一周
ふるさとの風景編

- はじめに … 2
- 日本一周47都道府県
  ぬりつぶしMAP … 4
- 本書の使い方は？ … 6

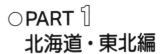
もくじ

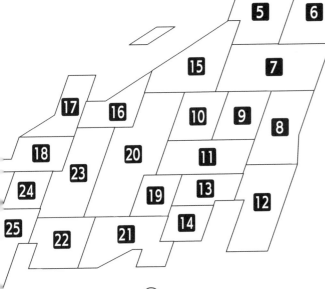

○PART 1
北海道・東北編

1. 北海道　札幌市時計台 … 8
2. 青森県　奥入瀬渓流 … 9
3. 岩手県　中尊寺金色堂 … 10
4. 秋田県　角館の武家屋敷 … 11
5. 山形県　立石寺（山寺） … 12
6. 宮城県　仙台城跡 … 13
7. 福島県　塔のへつり … 14

○PART 2
関東編

8. 茨城県　偕楽園 … 16
9. 栃木県　日光東照宮 … 17
10. 群馬県　草津温泉 … 18
11. 埼玉県　長瀞渓谷 … 19
12. 千葉県　犬吠埼灯台 … 20
13. 東京都　東京タワー … 21
14. 神奈川県　日本丸メモリアルパーク … 22

○PART 3
中部編

15. 新潟県　佐渡のたらい舟 … 24
16. 富山県　黒部ダム … 25
17. 石川県　兼六園 … 26
18. 福井県　東尋坊 … 27
19. 山梨県　河口湖 … 28
20. 長野県　地獄谷野猿公苑 … 29
21. 静岡県　熱海温泉 … 30
22. 愛知県　香嵐渓 … 31
23. 岐阜県　白川郷の合掌造り … 32

さあ、日本一周の旅に出か

下の地図で「まちがい探し」が終わった「都道府県」を好きな色にぬってください

ぬりつぶし開始	年	月	日	氏名

○PART 5
中国・四国編

- 31 鳥取県　鳥取砂丘 … 42
- 32 島根県　出雲大社 … 43
- 33 岡山県　岡山後楽園 … 44
- 34 広島県　嚴島神社 … 45
- 35 山口県　錦帯橋 … 46
- 36 徳島県　祖谷のかずら橋 … 47
- 37 香川県　小豆島オリーブ公園 … 48
- 38 高知県　桂浜 … 49
- 39 愛媛県　道後温泉本館 … 50

○PART 4
近畿編

- 24 滋賀県　琵琶湖 … 34
- 25 三重県　伊勢神宮 … 35
- 26 京都府　五山送り火 … 36
- 27 奈良県　東大寺 … 37
- 28 和歌山県　熊野古道 … 38
- 29 大阪府　通天閣 … 39
- 30 兵庫県　姫路城 … 40

○PART 6
九州・沖縄編

- 40 福岡県　太宰府天満宮 … 52
- 41 大分県　別府温泉 … 53
- 42 佐賀県　虹の松原 … 54
- 43 長崎県　グラバー園 … 55
- 44 熊本県　阿蘇山 … 56
- 45 宮崎県　日南海岸 … 57
- 46 鹿児島県　桜島 … 58
- 47 沖縄県　首里城公園 … 59

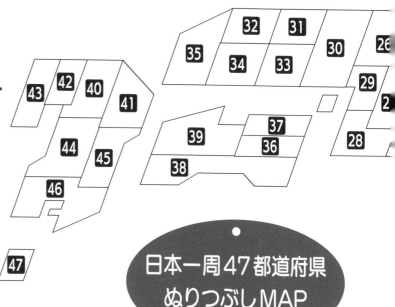

日本一周47都道府県
ぬりつぶしMAP

○PART 7
今日から楽しくできて効果実感！
脳活習慣10 … 60

○PART 8
まちがい探し解答編 … 71

本書の使い方は?

まちがい探し。ぬり絵。歴史上の人物探し。似ている人探し。お国自慢事典。

1冊で5回、楽しめます

1. 2枚の絵を見比べて、ちがいを探してください。「認知機能」や「ワーキングメモリ機能」が鍛えられます。

　各ページには5つのまちがいがあります。どの問題も、落ち着いて探せば見つけやすい、やさしい問題です。まちがい探しに取り組むと、2つの絵を見比べる中で認知機能が鍛えられます。また、一時記憶をしながら何らかの作業を同時に行うことで「ワーキングメモリ」という機能も鍛えられ、前頭葉や側頭葉をはじめとする脳のさまざまな部位が自然に活性化されます。

●まちがい探しのヒント●

　あるものが描かれていなかったり、ないものが描かれていたりしませんか? 人や動物の位置がちがっていませんか? 落ち着いて探してみましょう。

　まちがいが見つかったら、または難しくて見つけられなかったら、本書の巻末の解答編で確認してください。

2. まちがい探しが終わったら、好きな色でぬり絵をしましょう。脳が自然に活性化されます。

　ぬり絵も脳活につながります。好きな色で、ふるさとの風景をぬってみましょう。ふるさとの懐かしい風景を回想することで、脳が自然に活性化されます。

3. 歴史上の人物を探してみましょう。

　歴史上の人物や、郷土に関係するものも隠されています。楽しみながら探してみてください。解答は巻末にあります。

4. あなた(あるいは誰か)に似ている人を探してみましょう。

　本書の中にはたくさんの方々の笑顔のイラストが登場します。あなた(あるいは誰か)に似ている人がきっと見つかるはず。本書の中で、誰かに似ている人探しの旅に出かけましょう。

5. ぬり絵の後は47都道府県のイラスト事典になります。お国自慢をすることで脳が元気になります。

　昔の味の記憶や、訪れたことのある観光地、祭りなどの五感に訴える記憶は、脳活に役立ちます。最下段のワンポイントガイドを参考にお国自慢の会話を交わすことはコミュニケーション向上に役立ち、いっそうの脳活につながります。

PART7では楽しくできて効果実感の脳活習慣10を紹介!

　毎日の生活の中で無理なく続けられて、脳活効果の高い「脳活習慣10」を紹介しました。今日からできることを生活の中に取り入れるだけで、毎日がイキイキとしてくるはずです。

PART 1

北海道、青森県、岩手県、
秋田県、山形県、宮城県、福島県

北海道・東北編

まちがい探し 1

ふるさとの風景 **北海道 札幌市時計台**（さっぽろしとけいだい）

上の絵と下の絵で、**ちがうところが5つ** あります。見つけてください。

… 解答は72ページ

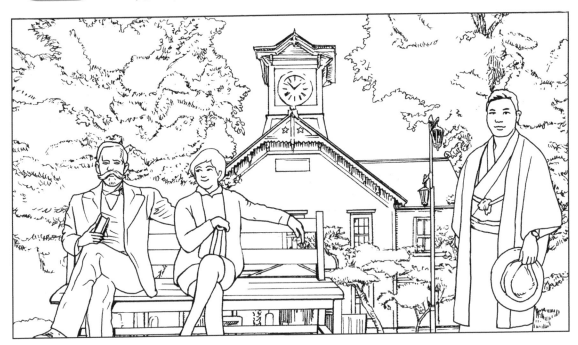

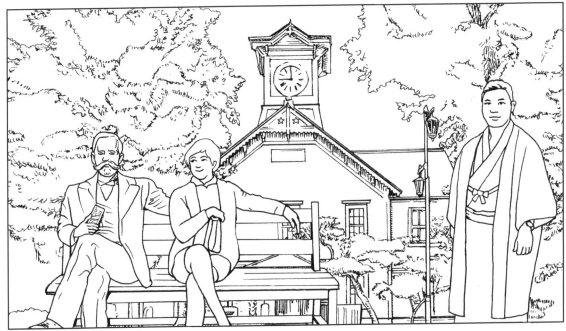

ワンポイントガイド

正式名称は旧札幌農学校演武場。クラーク博士の提言で1878年に誕生。時計機械は1881年に始動、今も毎正時、時刻と同回数の鐘を鳴らしています。

「札幌の時計台の鐘は1時間おきに鳴るそうですね」

まちがい探し 2

年　　月　　日 ｜ 氏名

ふるさとの風景　**青森県 奥入瀬渓流（おいらせけいりゅう）**

上の絵と下の絵で、**ちがうところが5つ** あります。
見つけてください。

… 解答は72ページ

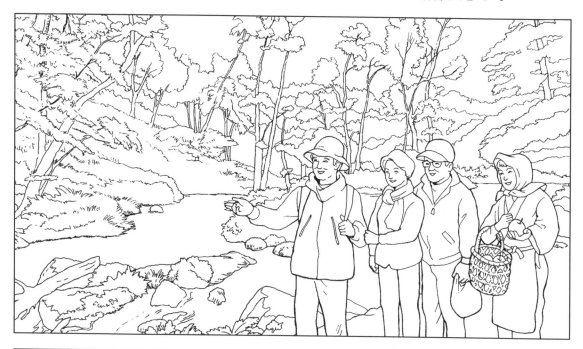

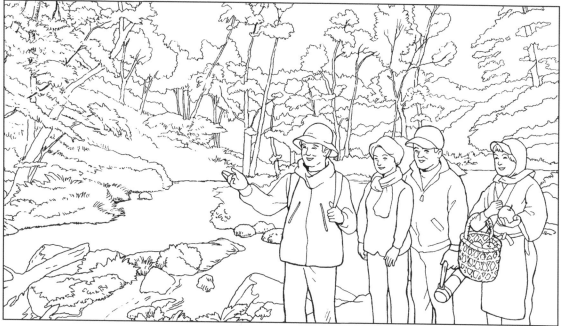

ワンポイントガイド

十和田湖の子ノ口から焼山まで、約14kmの奥入瀬川の渓流が奥入瀬渓流です。
渓流沿いには車道と遊歩道が整備され、清流や森を全身で感じることができます。

「奥入瀬渓流の新緑（紅葉）はきれいでしょうね」

9　ご長寿脳活まちがい探し日本一周　ふるさとの風景編

まちがい探し 3

ふるさとの風景 **岩手県 中尊寺金色堂**
（ちゅうそんじ こんじきどう）

上の絵と下の絵で、**ちがうところが5つ** あります。
見つけてください。

… 解答は72ページ

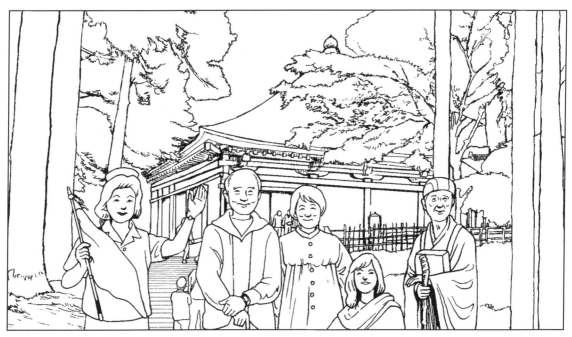

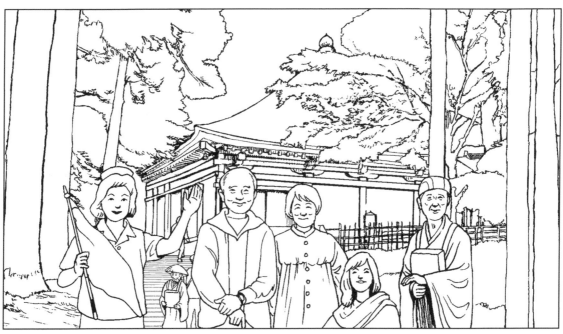

ワンポイントガイド

中尊寺金色堂は平安時代後期の1124年、奥州藤原氏初代の藤原清衡公により建立されました。内外ともに総金箔貼りで夜光貝や象牙、宝石で飾られています。国宝。

「中尊寺の金色堂は美しく輝いているのでしょうね」

まちがい探し **4**

ふるさとの風景 **秋田県 角館の武家屋敷**

右の絵と左の絵で、**ちがうところが5つ** あります。
見つけてください。

… 解答は72ページ

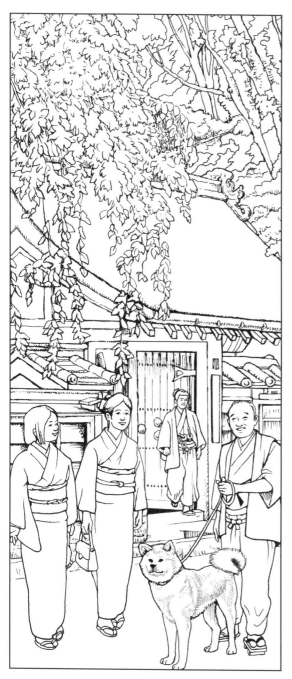
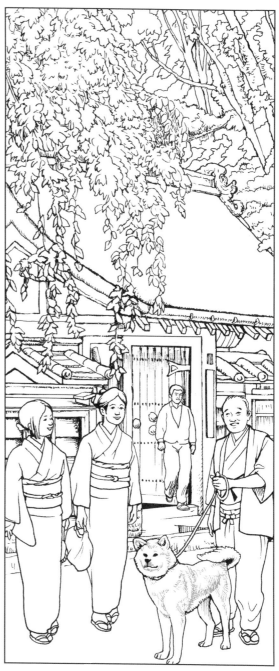

ワンポイントガイド

「みちのくの小京都」と称される角館。歴史情緒あふれる武家屋敷通りの黒板塀と枝垂桜が有名です。現在の元になる町並みは1620年につくられました。

「角館の満開の枝垂桜はきれいでしょうね」

まちがい探し 5

ふるさとの風景 **山形県 立石寺（山寺）**
りっしゃくじ やまでら

上の絵と下の絵で、**ちがうところが5つ** あります。
見つけてください。　　　　　　　… 解答は72ページ

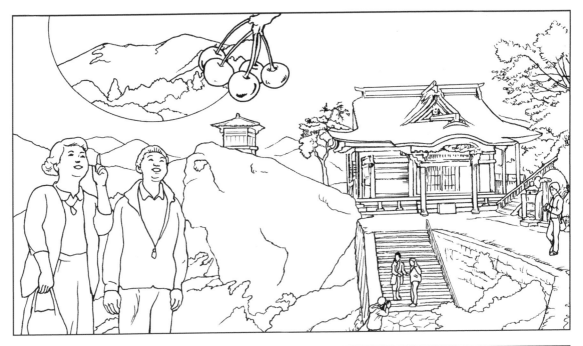

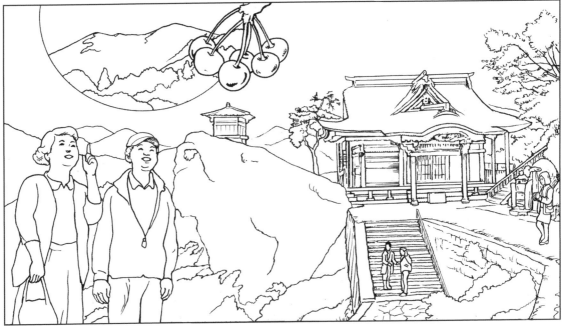

ワンポイントガイド

開山は860年といわれます。松尾芭蕉が訪れ「閑さや 岩にしみ入る 蝉の声」の句を詠んだことで有名。入り口からの参拝コースは全行程が石段で、約90分かかります。

「頂上近くの五大堂からは山寺全体が一望に見渡せるそうですね」

まちがい探し 6

年　　月　　日 ｜ 氏名

ふるさとの風景 **宮城県 仙台城跡（せんだいじょうあと）**

上の絵と下の絵で、**ちがうところが5つ** あります。
見つけてください。　　　　　　　… 解答は 72 ページ

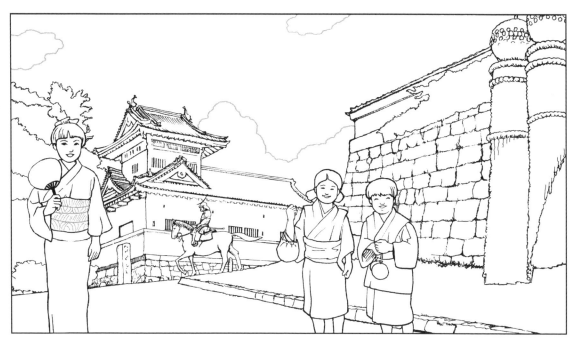

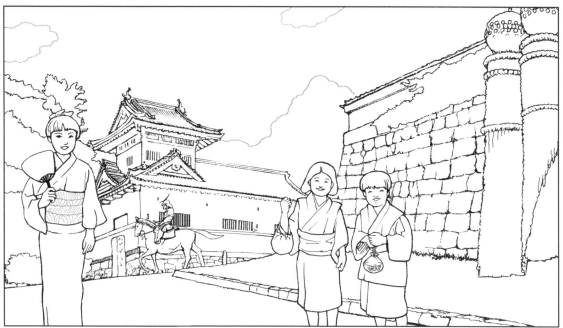

ワンポイントガイド

仙台城（通称・青葉城）は初代仙台藩主の伊達政宗公により1601年に造営されました。戦後、建築遺構は消失しましたが、本丸跡に政宗公の騎馬像が立っています。

「仙台城跡から仙台の街がよく見えるそうですね」

まちがい探し 7

ふるさとの風景 **福島県 塔のへつり**

上の絵と下の絵で、**ちがうところが5つ** あります。
見つけてください。　　　　　　　　　… 解答は73ページ

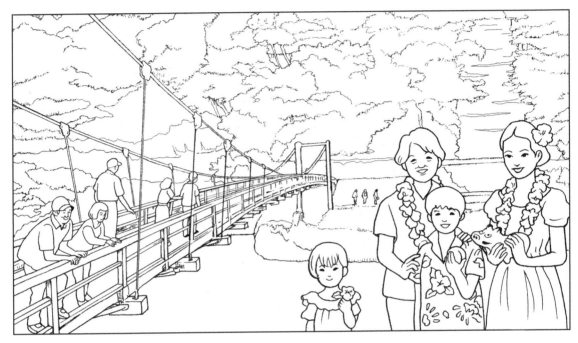

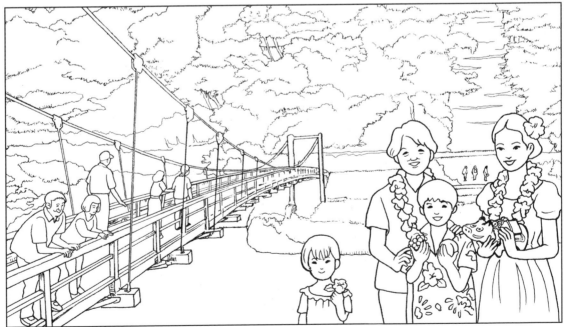

ワンポイントガイド

福島県南会津郡下郷町の景勝地。「へつり」は会津方言で「川に迫った険しい断崖」のこと。100万年の歳月をかけてできた河食地形の特異例。国の天然記念物。

「塔のへつりの初夏の藤（秋の紅葉）はきれいでしょうね」

PART 2

茨城県、栃木県、群馬県、埼玉県、
千葉県、東京都、神奈川県

関東編

まちがい探し 8

ふるさとの風景 **茨城県 偕楽園**（かいらくえん）

年　月　日　｜　氏名

上の絵と下の絵で、**ちがうところが5つ** あります。
見つけてください。　　　　　… 解答は73ページ

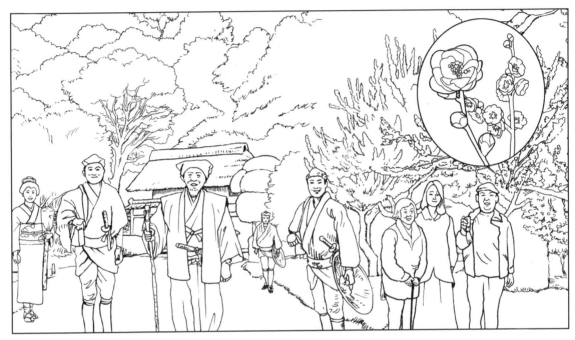

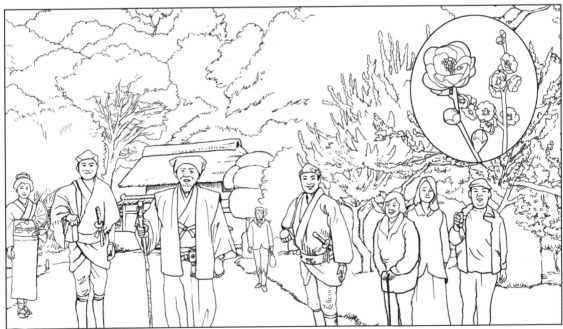

ワンポイントガイド

偕楽園は1842年、水戸藩第9代藩主の徳川斉昭（なりあき）公が造園。園内には約100品種、3,000本の梅が植えられ、梅の名所として有名。四季折々自然との触れ合いが楽しめます。

「水戸の梅まつりのとき偕楽園の梅は満開でしょうね」

まちがい探し 9

ふるさとの風景 **栃木県 日光東照宮**（にっこうとうしょうぐう）

年　月　日　｜　氏名

上の絵と下の絵で、**ちがうところが5つ** あります。
見つけてください。
… 解答は73ページ

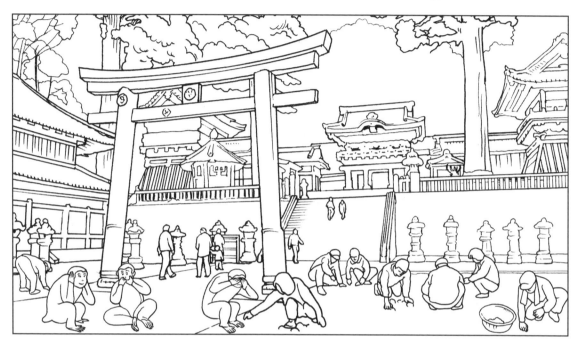

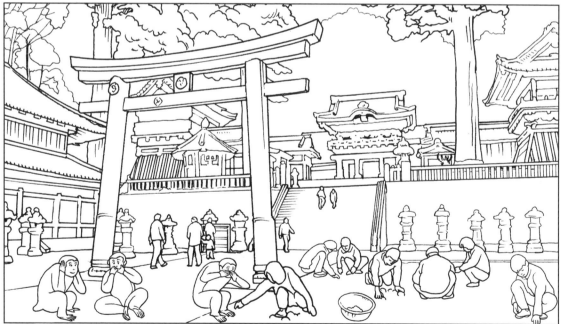

ワンポイントガイド

日光東照宮は、江戸幕府初代将軍の徳川家康公を御祭神にまつった神社。社殿には多様な動物の木彫像が見られます。国宝「陽明門」は2017年、平成の大修理が終了。

「東照宮の陽明門（三猿、眠り猫）は有名ですね」

まちがい探し 10

ふるさとの風景 **群馬県 草津温泉(くさつおんせん)**

右の絵と左の絵で、**ちがうところが5つ** あります。
見つけてください。

… 解答は73ページ

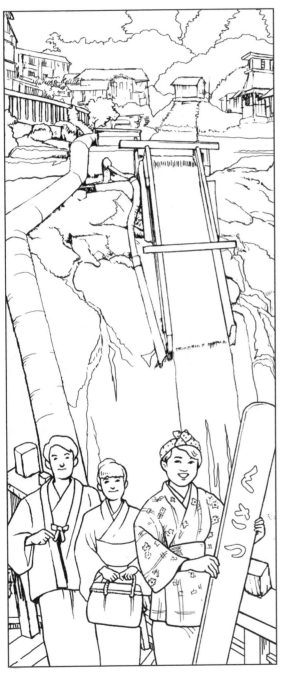
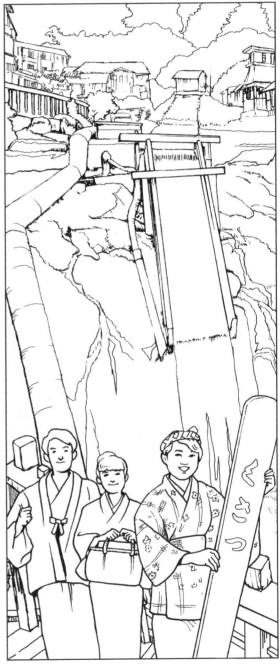

ワンポイントガイド

草津温泉は日本を代表する名湯の一つ。基本的には酸性泉で、古くは戦国時代から湯治場として賑わいました。昔から時間湯や湯もみなど、独特な入浴法が有名でした。

「草津温泉の湯は、いいつかり心地でしょうね」

まちがい探し 11

ふるさとの風景 **埼玉県 長瀞渓谷**（ながとろけいこく）

上の絵と下の絵で、**ちがうところが5つ**あります。
見つけてください。　　　　　　　　… 解答は73ページ

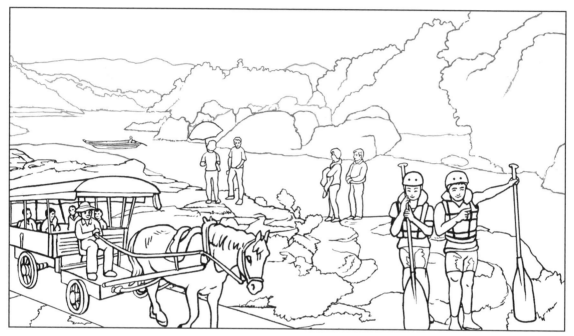

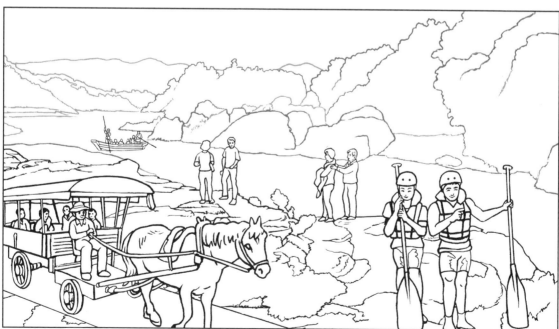

ワンポイントガイド

長瀞渓谷は荒川上流部の渓谷で、国の名勝・天然記念物です。名物・長瀞ラインくだりの歴史は古く1915年に民間経営で開業、1923年から秩父鉄道直営となりました。

「長瀞ラインくだりは楽しそうですね」

まちがい探し 12

ふるさとの風景 **千葉県 犬吠埼灯台**(いぬぼうさきとうだい)

上の絵と下の絵で、**ちがうところが5つ**あります。
見つけてください。

… 解答は73ページ

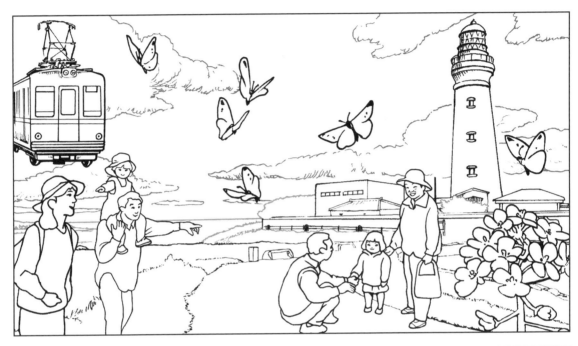

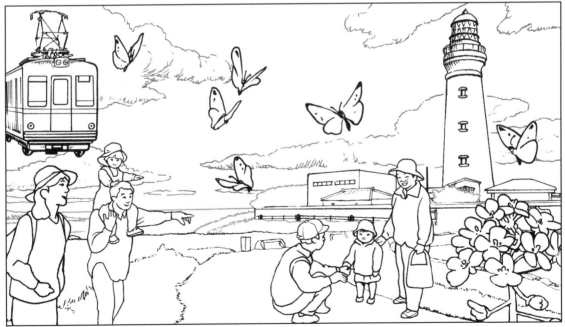

ワンポイントガイド

銚子半島の東突端に立つ白亜の灯台。1874年、英国人技師により造られました。最大レンズを使った第1等灯台。塔高31.3m、らせん階段99段、光達距離約36km。

「犬吠埼灯台からの眺めは素晴らしいでしょうね」

| まちがい探し 13 | 年　月　日 ｜ 氏名 |

ふるさとの風景 **東京都 東京タワー**（とうきょう）

右の絵と左の絵で、**ちがうところが5つ** あります。
見つけてください。

… 解答は74ページ

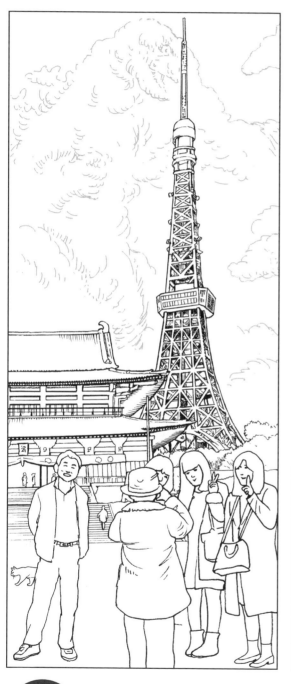

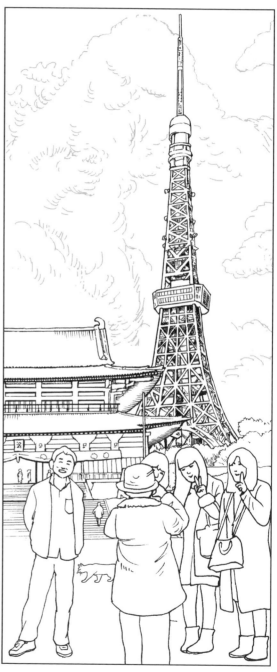

ワンポイントガイド

東京タワーの正式名称は日本電波塔。1958年に竣工されました。高さは333m、重量は約4,000t。頂点から黄赤色と白色を交互に配した塗装がされています。

「東京タワーの展望台は人気があるそうですね」

まちがい探し 14

ふるさとの風景 **神奈川県 日本丸メモリアルパーク**

上の絵と下の絵で、**ちがうところが5つ**あります。
見つけてください。　　　… 解答は74ページ

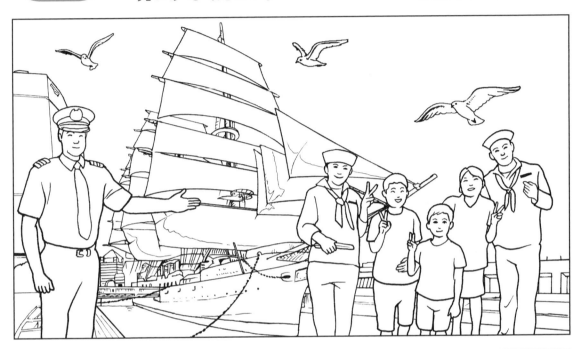

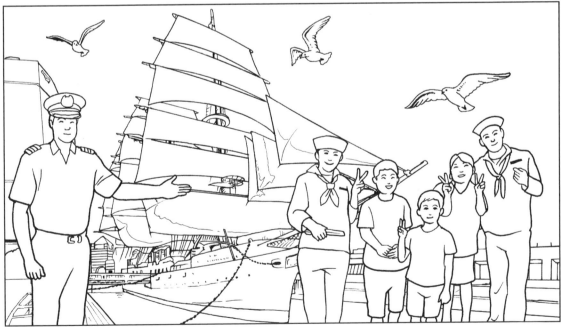

ワンポイントガイド

国指定重要文化財の帆船日本丸は、みなとみらい21地区の石造りドックに係留保存されています。日本丸は練習帆船で建造は1930年。1985年から一般公開されています。

「帆船日本丸の船内見学は楽しそうですね」

ご長寿脳活まちがい探し日本一周　ふるさとの風景編　22

○PART 3

新潟県、富山県、石川県、福井県、
山梨県、長野県、静岡県、
愛知県、岐阜県

中部編

まちがい探し 15

ふるさとの風景 **新潟県 佐渡のたらい舟**

上の絵と下の絵で、**ちがうところが5つ**あります。
見つけてください。

… 解答は74ページ

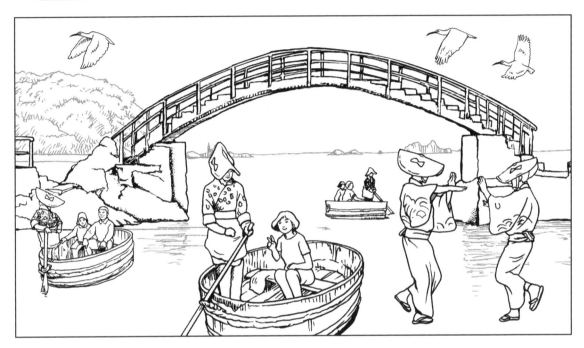

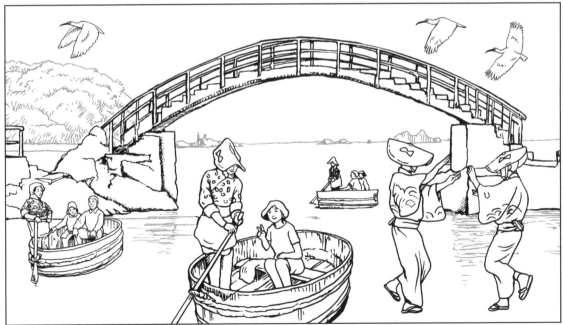

ワンポイントガイド

たらい舟は櫂1本で操舵でき安定性と小回りを兼ね備えています。小木港では観光用のたらい舟に乗船可能。また現在でも、たらい舟は漁に利用されています。

「たらい舟での海の上の散歩は楽しそうですね」

ご長寿脳活まちがい探し日本一周 ふるさとの風景編 24

まちがい探し 16

ふるさとの風景 **富山県 黒部ダム（くろべ）**

上の絵と下の絵で、**ちがうところが5つ**あります。
見つけてください。

… 解答は74ページ

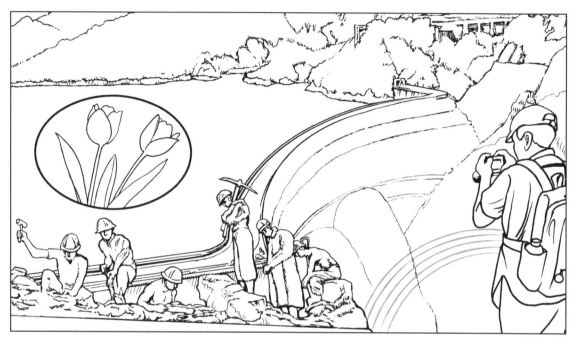

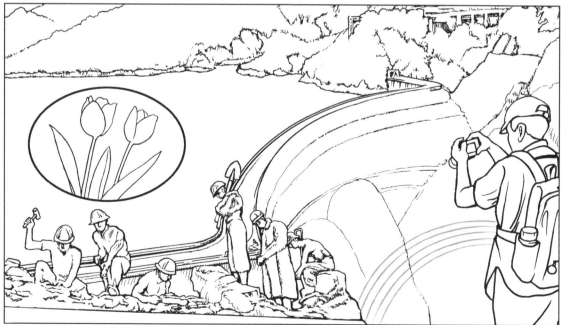

ワンポイントガイド

黒部ダムは黒部川に建設された水力発電専用のダムで、黒四ダムとも呼ばれます。1956年に着工、1963年に完成、貯水量は2億t。観光放水では晴れた日、虹がかかります。

「黒部ダム（黒四ダム）の放水にかかる虹はきれいでしょうね」

まちがい探し 17

ふるさとの風景 **石川県 兼六園**（けんろくえん）

上の絵と下の絵で、**ちがうところが5つ** あります。見つけてください。

… 解答は74ページ

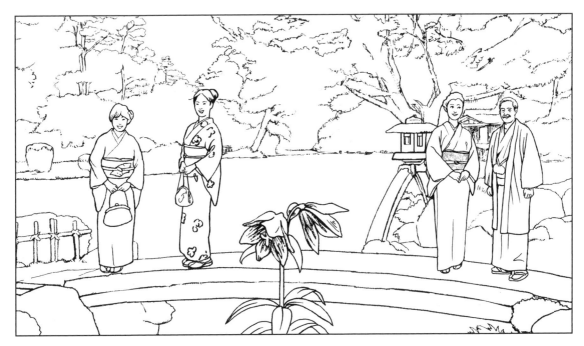

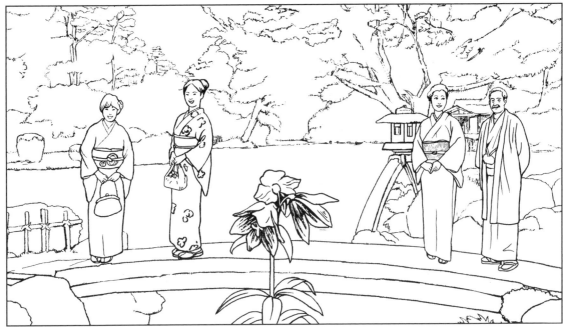

ワンポイントガイド

日本三名園の一つ。1676年の蓮池庭が始まりで、その後、庭園が整備され、松平定信公によって兼六園と命名されました。雪に備える雪吊りは冬の風物詩です。

「兼六園には四季折々の美しさがあるのでしょうね」

まちがい探し 18

ふるさとの風景 **福井県 東尋坊**(とうじんぼう)

右の絵と左の絵で、**ちがうところが5つ** あります。
見つけてください。　　　　　　　　　… 解答は74ページ

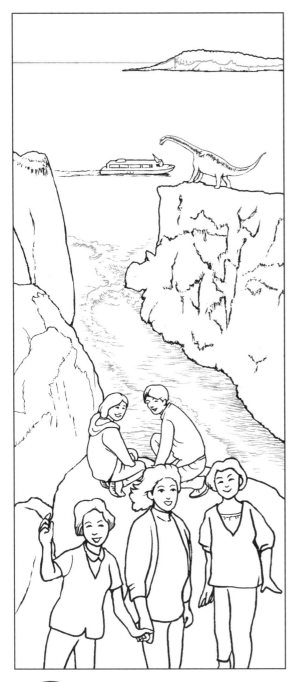
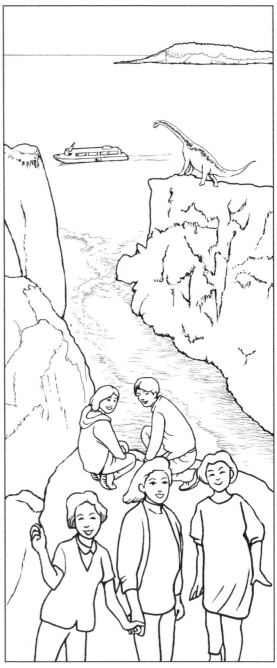

ワンポイントガイド

越前加賀海岸国定公園の日本海に面した断崖で、国の天然記念物および名勝。輝石安山岩の柱状節理は地質学的に貴重で日本の地質百選。最も高い場所で約25m。

「東尋坊の断崖は地質学的にとても貴重なのだそうですね」

まちがい探し 19

ふるさとの風景 **山梨県 河口湖**(かわぐちこ)

上の絵と下の絵で、**ちがうところが5つ** あります。
見つけてください。 … 解答は75ページ

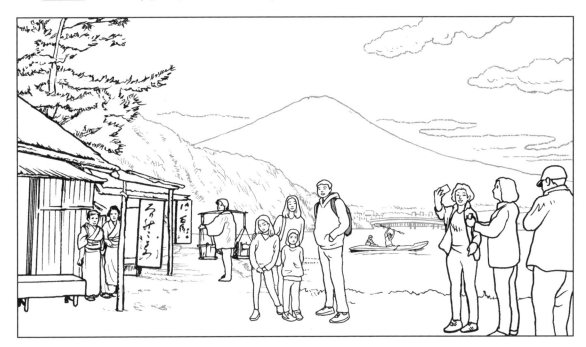

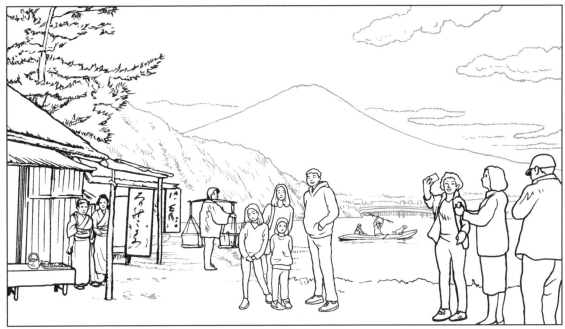

ワンポイントガイド

富士五湖で2番目の大きさで、最も長い湖岸線を持つ湖です。湖に映る逆さ富士が有名。東岸には富士河口湖温泉郷があります。ブラックバス釣りで有名。

「河口湖のボート遊びは楽しそうですね」

まちがい探し 20

ふるさとの風景 **長野県 地獄谷野猿公苑**(じごくだにやえんこうえん)

右の絵と左の絵で、**ちがうところが5つ**あります。
見つけてください。

… 解答は75ページ

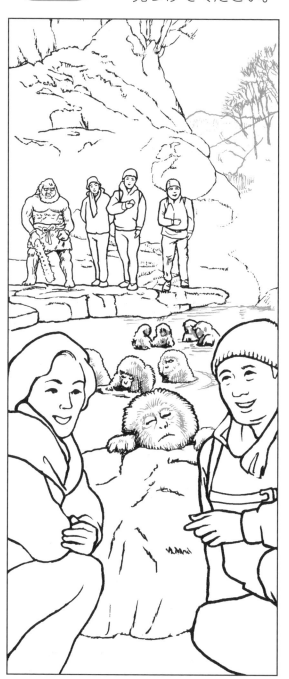
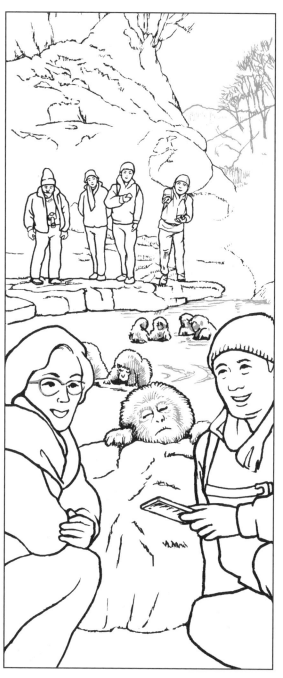

ワンポイントガイド

開苑は1964年。最低気温が−10℃を下回り1mを超える雪に覆われる中、猿が地獄谷温泉につかる姿は「スノーモンキー」と呼ばれ、海外観光客に人気があります。

「地獄谷温泉につかる猿は気持ちよさそうですね」

まちがい探し 21

年　月　日　氏名

ふるさとの風景 **静岡県 熱海温泉（あたみおんせん）**

上の絵と下の絵で、**ちがうところが5つ** あります。
見つけてください。　　　　　　　　… 解答は75ページ

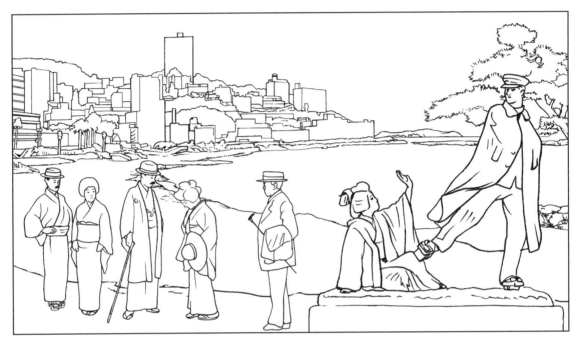

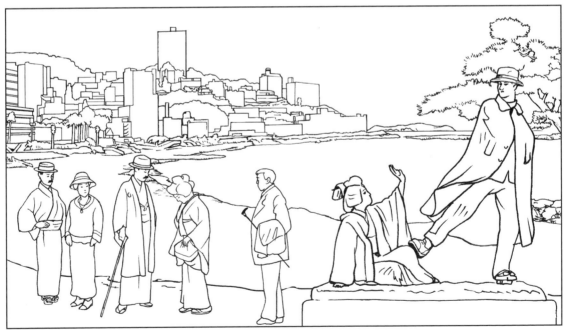

ワンポイントガイド

日本三大温泉の一つといわれます。約1500年前、海中から熱湯が噴き出すのが発見され、熱海と名付けられたとか。熱海は昭和30年代の新婚旅行の代表的な行き先でした。

「熱海の温泉街散歩は楽しそうですね」

まちがい探し 22

ふるさとの風景 **愛知県 香嵐渓（こうらんけい）**

上の絵と下の絵で、**ちがうところが5つ** あります。
見つけてください。　　　… 解答は75ページ

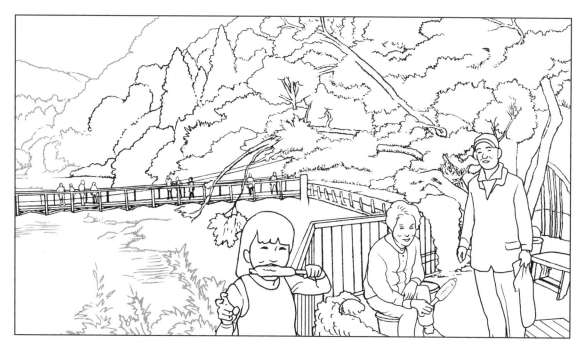

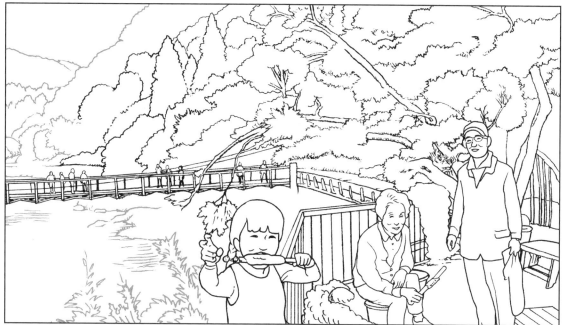

ワンポイントガイド
1634年に香積寺（こうじゃくじ）の三栄（さんえい）和尚が参道にカエデや杉を植えたのが始まりといわれます。紅葉やカタクリの花が有名。香嵐渓のシンボルの待月橋（たいげつきょう）は1953年に命名されました。

「香嵐渓の紅葉はきれいでしょうね」

まちがい探し 23

ふるさとの風景 **岐阜県 白川郷の合掌造り**
しらかわごう　がっしょうづくり

右の絵と左の絵で、**ちがうところが5つ** あります。
見つけてください。

… 解答は75ページ

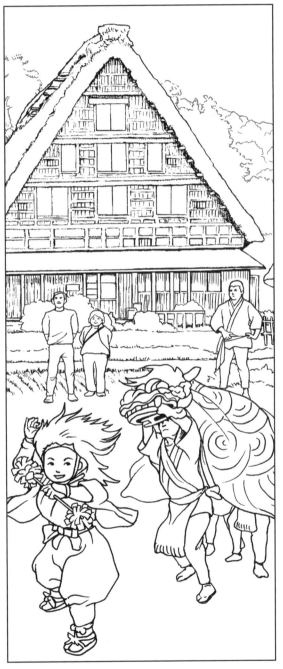
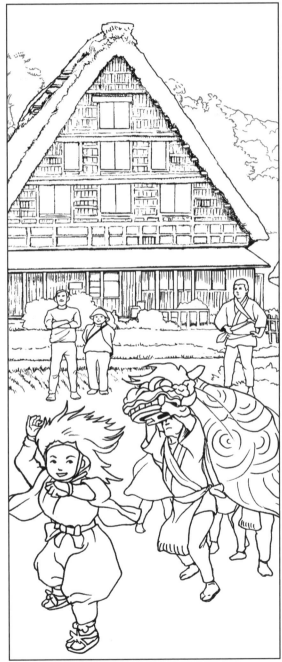

ワンポイントガイド

白川郷と五箇山（富山県）にある合掌造りの集落群は、1995年にユネスコの世界文化遺産に登録。今でも人が住み、かやぶき屋根のふき替えは住民が協力して行っています。

「合掌造りの三角屋根は急な角度ですね」

PART 4

滋賀県、三重県、京都府、奈良県、
和歌山県、大阪府、兵庫県

近畿編

まちがい探し 24

ふるさとの風景 **滋賀県 琵琶湖(びわこ)**

年　月　日 ｜ 氏名

上の絵と下の絵で、**ちがうところが5つ** あります。
見つけてください。　　　… 解答は75ページ

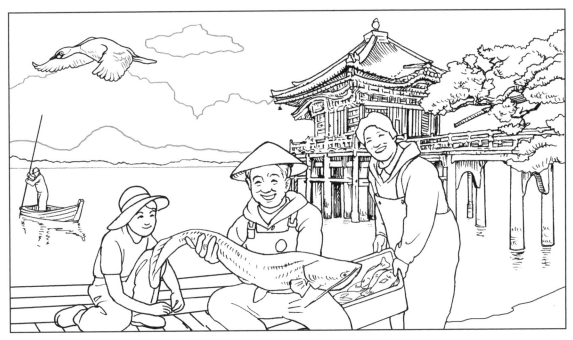

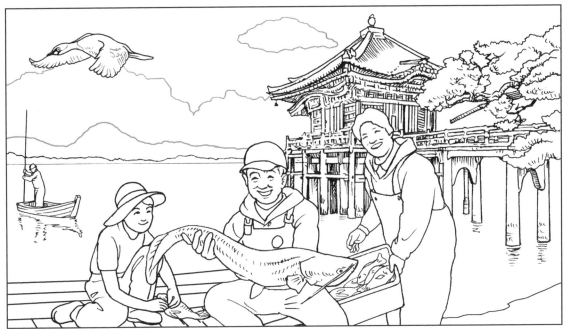

ワンポイント
ガイド

日本最大の湖。万葉集では淡海乃海（あふみのうみ）と呼ばれました。江戸時代中期以降、形が琵琶に似ていることが判明してから琵琶湖の名が定着。

「春(夏)の琵琶湖畔にはいい風が吹くのでしょうね」

ご長寿脳活まちがい探し日本一周　ふるさとの風景編　34

まちがい探し 25

ふるさとの風景 **三重県 伊勢神宮（いせじんぐう）**

年　月　日　｜　氏名

上の絵と下の絵で、**ちがうところが5つ**あります。見つけてください。

… 解答は76ページ

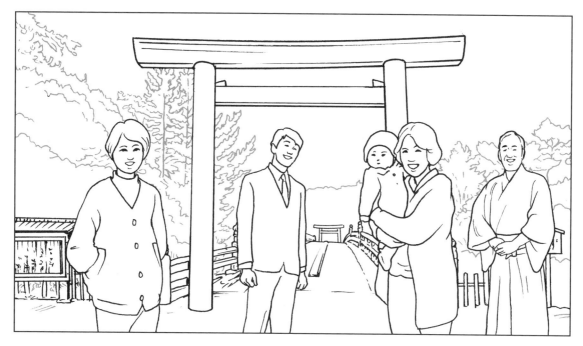

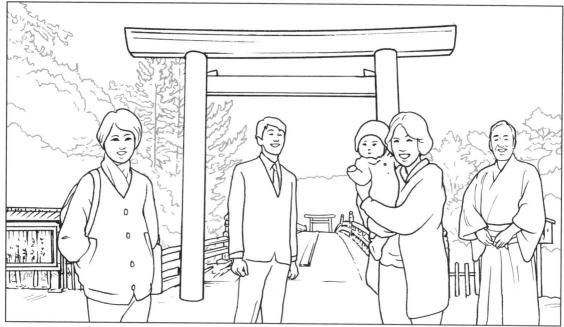

ワンポイントガイド

正式には神宮。お伊勢さんとも称されます。江戸時代にはお蔭参り（お伊勢参り）が流行。伊勢神宮には内宮と外宮の2つの正宮があります。神社本庁の本宗。

「伊勢神宮には多くの参拝客が集まるのでしょうね」

まちがい探し 26

年　月　日 ｜ 氏名

ふるさとの風景 **京都府 五山送り火（ござんおくりび）**

上の絵と下の絵で、**ちがうところが5つ** あります。
見つけてください。

… 解答は76ページ

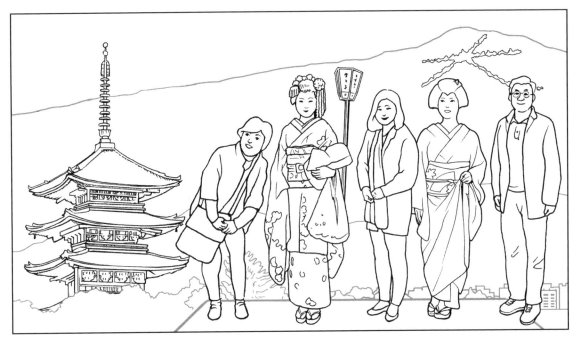

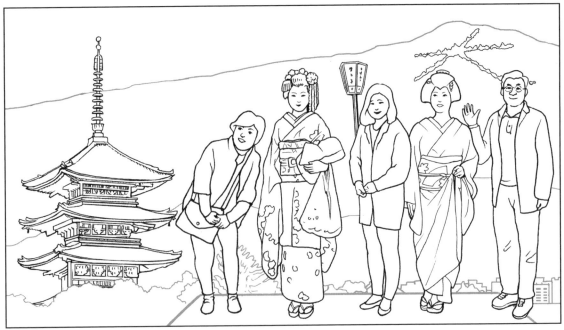

ワンポイントガイド

8月16日、京都市左京区の如意ヶ嶽などで行われるかがり火。起源は平安時代とも江戸時代ともいわれます。大文字、妙法、左大文字、舟形、鳥居形があります。

「五山送り火は夏の京都の名物行事ですね」

まちがい探し 27

ふるさとの風景 **奈良県 東大寺**（とうだいじ）

右の絵と左の絵で、**ちがうところが5つ**あります。
見つけてください。

… 解答は 76 ページ

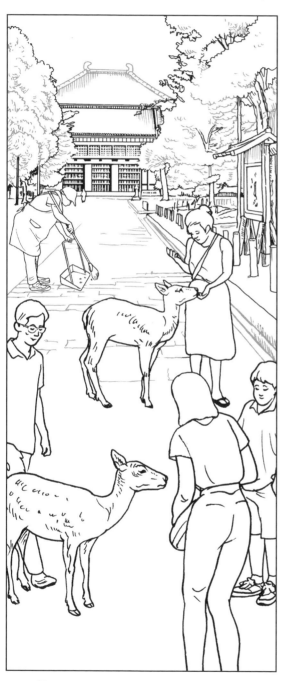
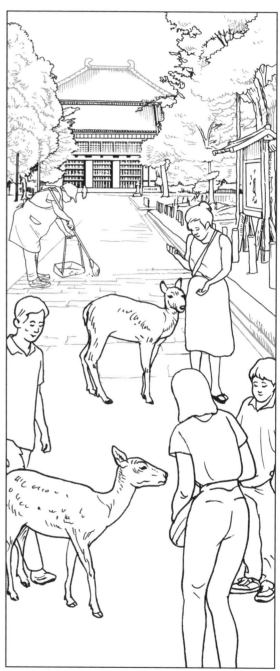

ワンポイントガイド

奈良時代に聖武天皇が建立した寺。大仏（像高14.7m）、南大門の木造金剛力士立像など多くの国宝があります。二月堂では毎年3月、お水取りが行われます。

「東大寺の大仏は本当に大きいですね」

まちがい探し 28

ふるさとの風景 **和歌山県 熊野古道（くまのこどう）**

右の絵と左の絵で、**ちがうところが5つ**あります。
見つけてください。

… 解答は76ページ

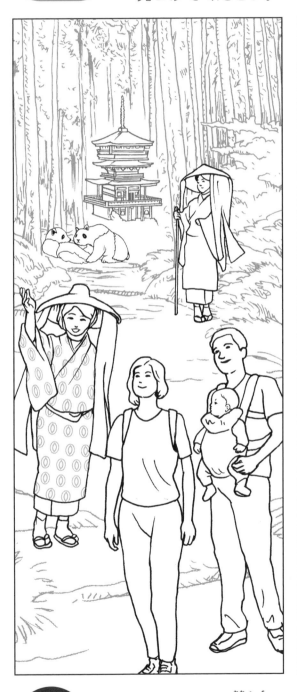
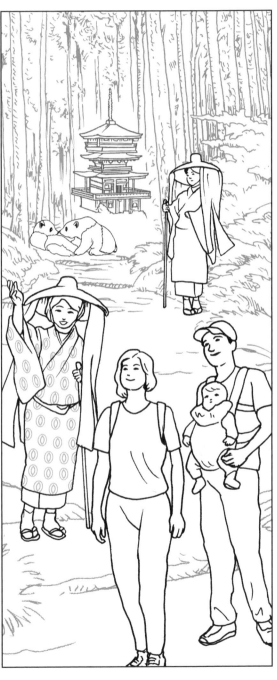

ワンポイントガイド

田辺〜那智・新宮への「大辺路（おおへち）」、田辺〜熊野本宮への「中辺路（なかへち）」、そして高野山〜熊野への「小辺路（こへち）」が、熊野参詣道として世界文化遺産に登録されています。

「熊野古道を歩いたことはありますか？」

まちがい探し 29

年　月　日 ｜ 氏名

ふるさとの風景 **大阪府 通天閣**（つうてんかく）

上の絵と下の絵で、**ちがうところが5つ**あります。見つけてください。

… 解答は76ページ

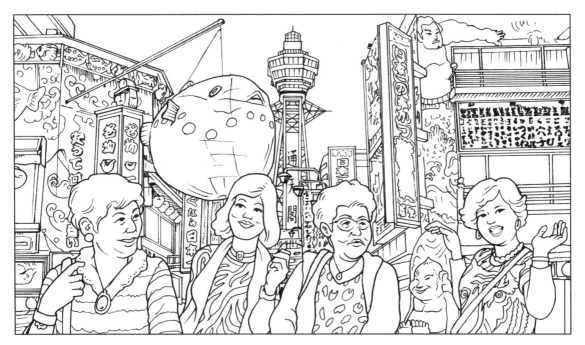

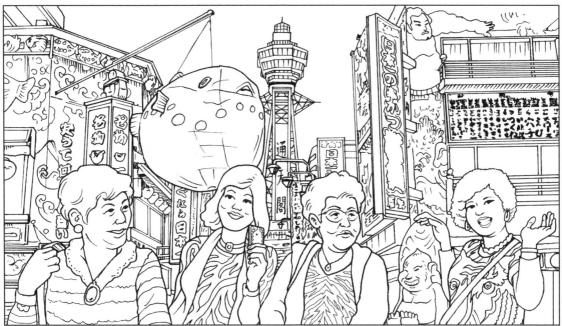

ワンポイントガイド

新世界中心部の展望塔で108m。現在の通天閣は1956年に完成した2代目（初代通天閣は1912〜43年）。5階の展望台には幸運の神様・ビリケン像が安置されています。

「ビリケン像の足の裏を撫でると幸運に恵まれるそうですね」

まちがい探し 30

ふるさとの風景 **兵庫県 姫路城**(ひめじじょう)

上の絵と下の絵で、**ちがうところが5つ** あります。見つけてください。

… 解答は76ページ

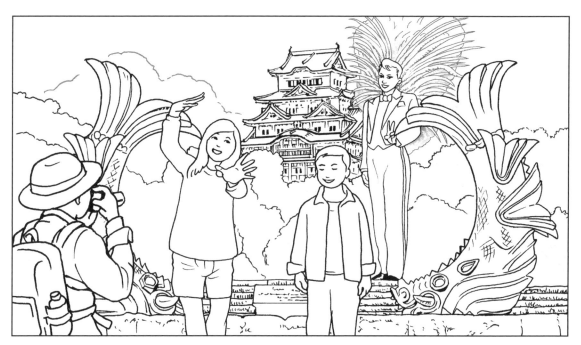

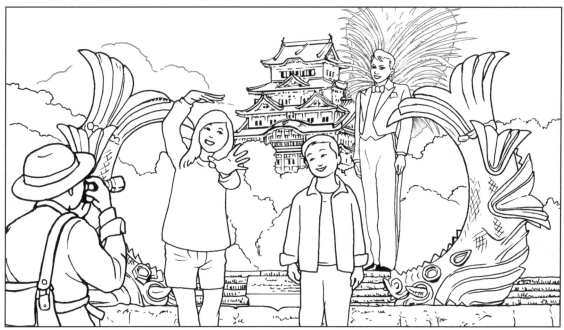

ワンポイントガイド

姫路城の別名は白鷺城。始まりは1346年といわれます。黒田孝高(よしたか)公（官兵衛）、羽柴秀吉公など約530年間で48代が城主を務めました。ユネスコの世界文化遺産登録。

「姫路城の天守閣からの眺めは素晴らしいでしょうね」

PART 5

鳥取県、島根県、
岡山県、広島県、山口県、
徳島県、香川県、高知県、愛媛県

中国・四国編

まちがい探し 31

ふるさとの風景 **鳥取県 鳥取砂丘（とっとりさきゅう）**

上の絵と下の絵で、**ちがうところが5つ**あります。
見つけてください。

… 解答は77ページ

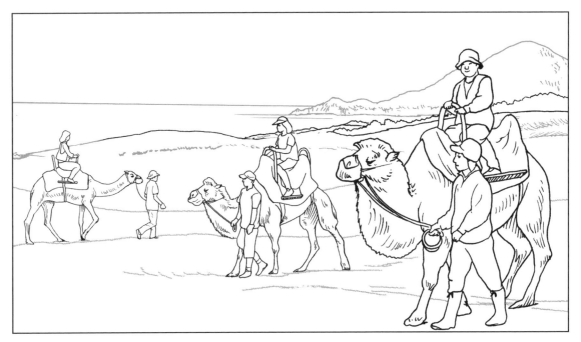

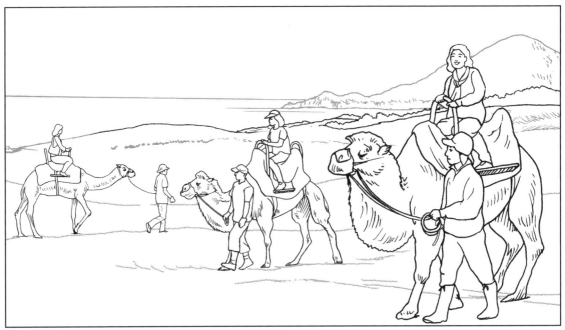

ワンポイントガイド

鳥取市の海岸砂丘で国の天然記念物、日本の地質百選です。最大高低差は90ｍで、風が吹くと風紋が見られます。ラクダに乗って写真撮影・散歩ができます。

「鳥取砂丘のラクダに乗ってみたいですね」

まちがい探し 32

ふるさとの風景 **島根県 出雲大社**（いずもたいしゃ）

上の絵と下の絵で、**ちがうところが5つ** あります。見つけてください。

… 解答は77ページ

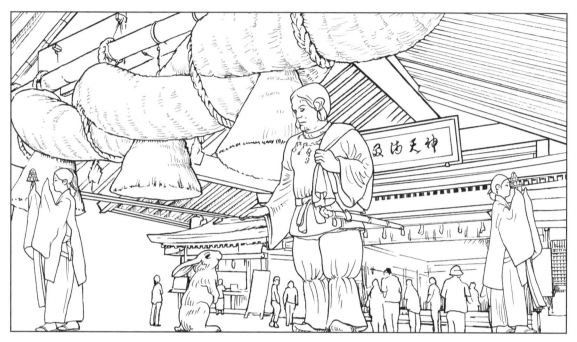

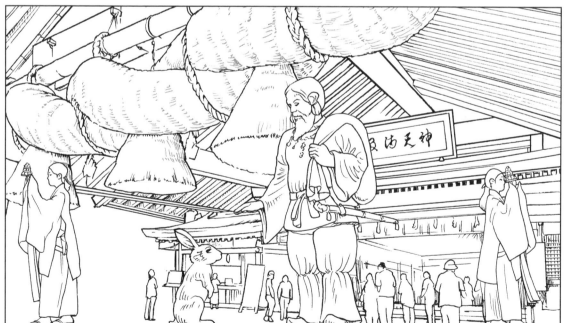

ワンポイントガイド

創建は神代とされる神社。古くから杵築大社（きづきたいしゃ）の呼称でしたが1871年に出雲大社と改称。国宝の本殿は1744年建立で24mの高さ。神楽殿の大しめ縄は約13.6m、約5.2t。

「出雲大社の大しめ縄は本当に大きいですね」

まちがい探し 33

ふるさとの風景 **岡山県 岡山後楽園（おかやまこうらくえん）**

上の絵と下の絵で、**ちがうところが5つ** あります。
見つけてください。

… 解答は 77 ページ

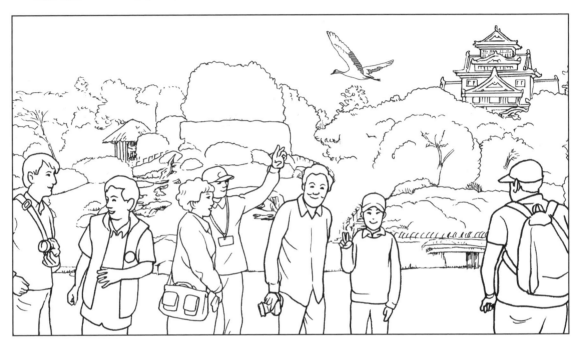

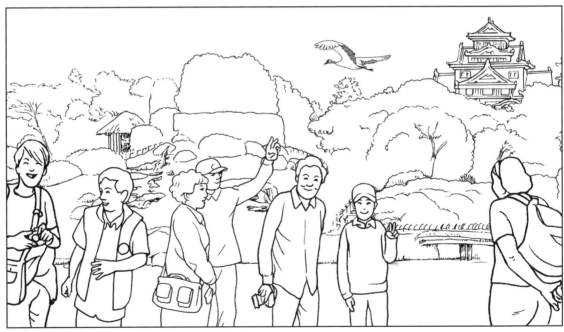

ワンポイントガイド

日本三名園の一つ。岡山藩2代藩主・池田綱政公が今から300年ほど前に作らせた庭園で、時代ごとに改修が行われ現在に至ります。特別名勝に指定されています。

「春（秋）の後楽園の散歩は気持ちよさそうですね」

まちがい探し 34

ふるさとの風景 **広島県 嚴島神社**(いつくしまじんじゃ)

右の絵と左の絵で、**ちがうところが5つ** あります。見つけてください。　… 解答は77ページ

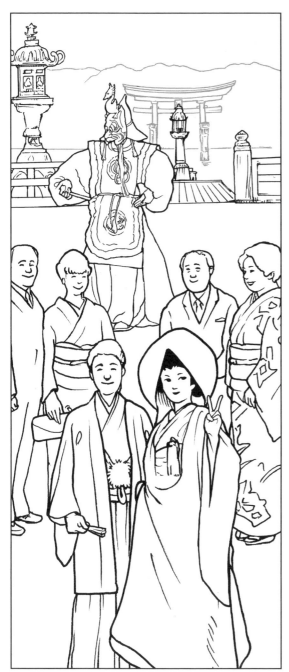
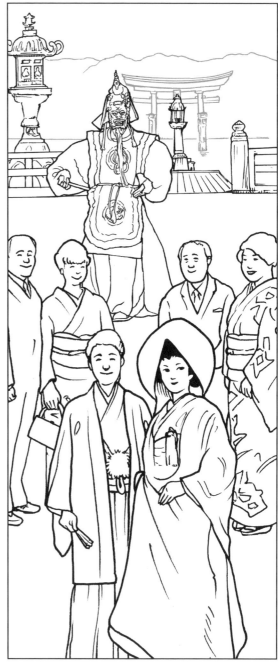

ワンポイントガイド

廿日市市(はつかいち)の嚴島(安芸の宮島)の神社。世界文化遺産登録。創建は593年とされ、現在の海上の社殿は平清盛公が整えました。境内の沖合200mの大鳥居は高さ16.6m。

「嚴島神社の能を見てみたいですね」

まちがい探し 35

ふるさとの風景 **山口県 錦帯橋**（きんたいきょう）

上の絵と下の絵で、**ちがうところが5つ** あります。
見つけてください。

… 解答は 77 ページ

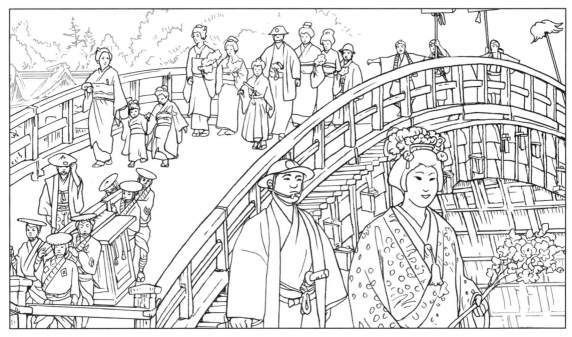

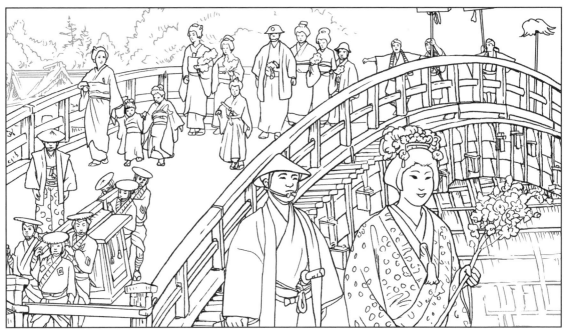

ワンポイントガイド

岩国市の錦川に渡された5連木造のアーチ橋。全長193.3m、幅5mで、1673年に岩国藩主・吉川広嘉公が建造しました。アーチ間の橋脚は石積で作られました。

「春(夏)の錦帯橋にはいい風が吹くのでしょうね」

まちがい探し 36

ふるさとの風景 **徳島県 祖谷（いや）のかずら橋（ばし）**

上の絵と下の絵で、**ちがうところが5つ**あります。
見つけてください。

… 解答は77ページ

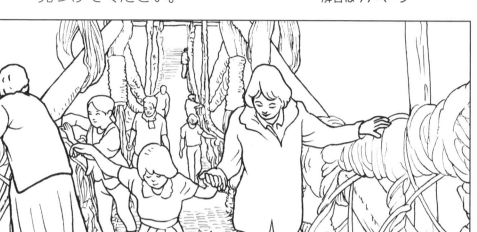

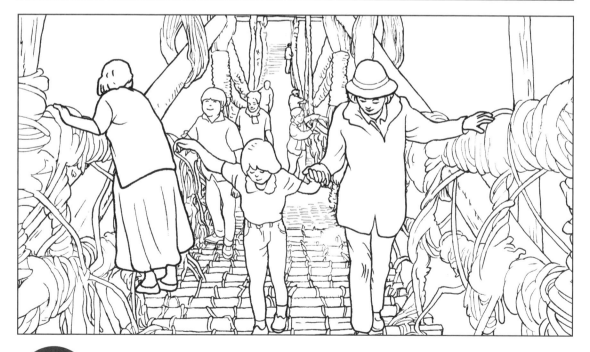

ワンポイントガイド

三好市の祖谷川にかかるつり橋。全長45m、幅2m、水面からの高さは14m。シラクチカズラ製で3年ごとに架け替えられます。国の重要有形民俗文化財です。

「祖谷のかずら橋は渡るときに揺れそうですね」

まちがい探し 37

ふるさとの風景 **香川県 小豆島オリーブ公園**

上の絵と下の絵で、**ちがうところが5つ** あります。見つけてください。

… 解答は78ページ

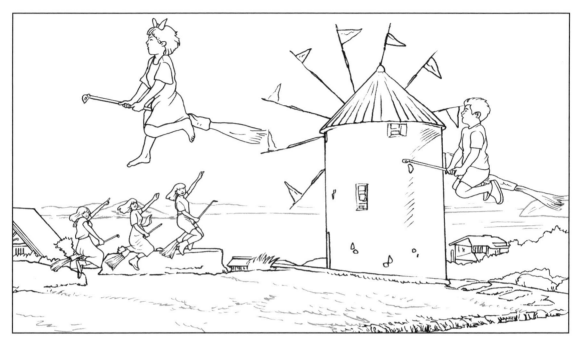

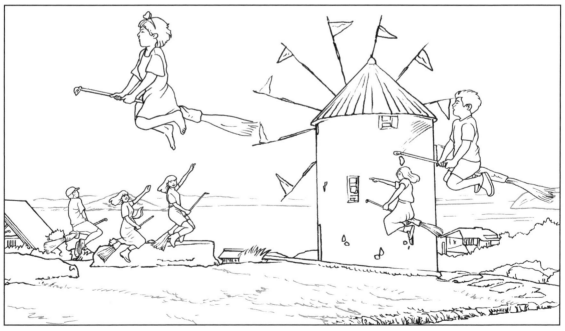

ワンポイントガイド

小豆島オリーブ公園は日本のオリーブ栽培発祥の地。真っ白なギリシャ風車があり、近年では実写版『魔女の宅急便』のキキのほうきにまたがっての記念写真が人気。

「青い海と真っ白な風車がきれいですね」

まちがい探し 38

ふるさとの風景 **高知県 桂浜**（かつらはま）

上の絵と下の絵で、**ちがうところが5つ** あります。見つけてください。

… 解答は78ページ

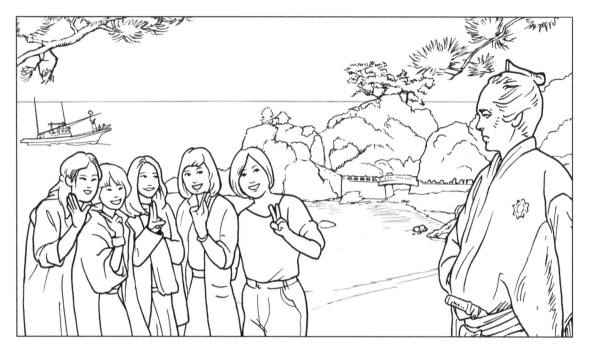

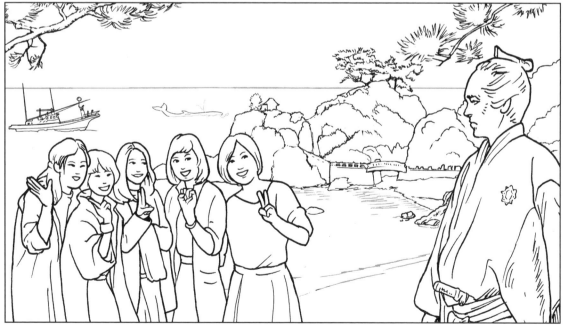

ワンポイントガイド

高知市の海岸で古くから月見の名所として知られます。高知県の青年有志の募金により1928年に完成した坂本龍馬像は13.5mの高さで、遠く太平洋を見渡しています。

「桂浜の月見は風情がありそうですね」

まちがい探し 39

ふるさとの風景 **愛媛県 道後温泉本館**
どうごおんせんほんかん

上の絵と下の絵で、**ちがうところが5つ** あります。
見つけてください。　　　　　　　　… 解答は78ページ

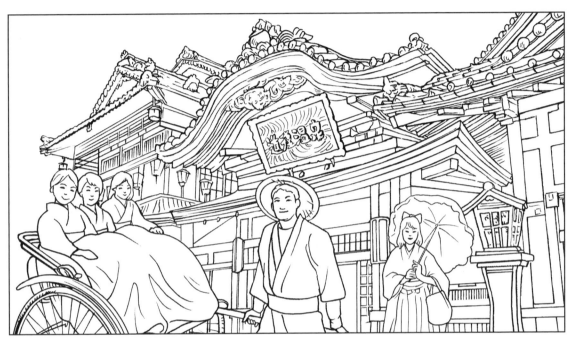

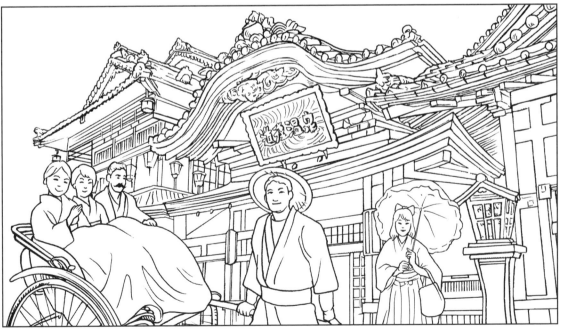

ワンポイントガイド

1894年に改築された木造3階建ての共同浴場。夏目漱石が通ったことから「坊ちゃん湯」とも呼ばれます。6、12、18時に鳴らされる刻太鼓は日本の音風景百選。

「道後温泉の刻太鼓はいい音で鳴るのでしょうね」

PART 6

福岡県、大分県、佐賀県、長崎県、
熊本県、宮崎県、鹿児島県、沖縄県

九州・沖縄編

まちがい探し 40

ふるさとの風景 **福岡県 太宰府天満宮**（だざいふてんまんぐう）

上の絵と下の絵で、**ちがうところが5つ** あります。
見つけてください。

… 解答は78ページ

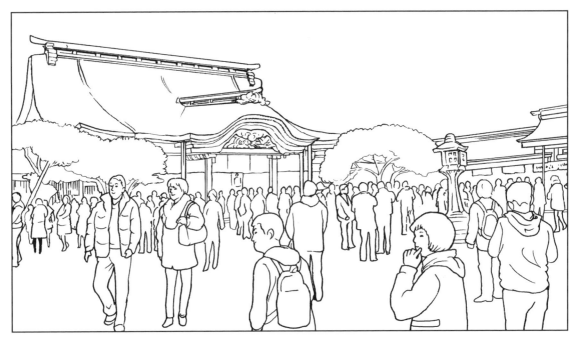

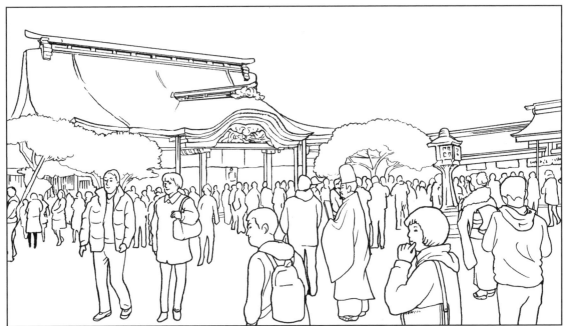

ワンポイントガイド

太宰府市の神社で学問の神として名高い菅原道真公が祭神。創建は919年。本殿前の飛梅には、道真公を慕い一夜で京から空を駆けてきたという伝承があります。

「早春の天満宮は梅のよい香りがするでしょうね」

まちがい探し 41

ふるさとの風景 **大分県 別府温泉**（べっぷおんせん）

上の絵と下の絵で、**ちがうところが5つ** あります。
見つけてください。　　　… 解答は78ページ

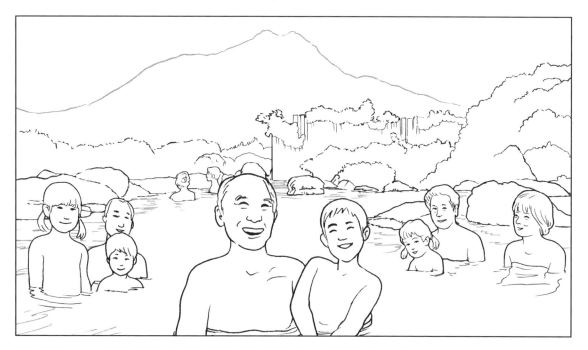

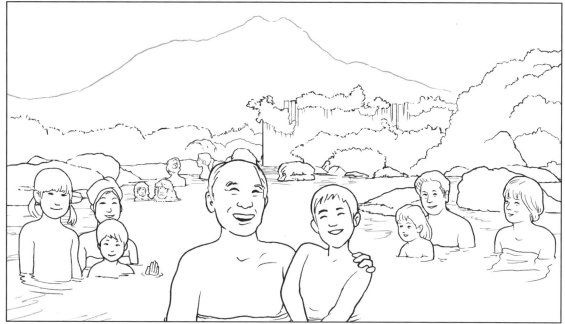

ワンポイントガイド

別府市は泉都と呼ばれるほど市内各地に数百の温泉があり、その総称が別府温泉（別府八湯、別府温泉郷ということも）。源泉数、湧出量ともに日本一を誇ります。

「別府温泉にはたくさんの源泉があるそうですね」

まちがい探し 42

ふるさとの風景 **佐賀県 虹の松原**

上の絵と下の絵で、**ちがうところが5つ** あります。
見つけてください。

… 解答は78ページ

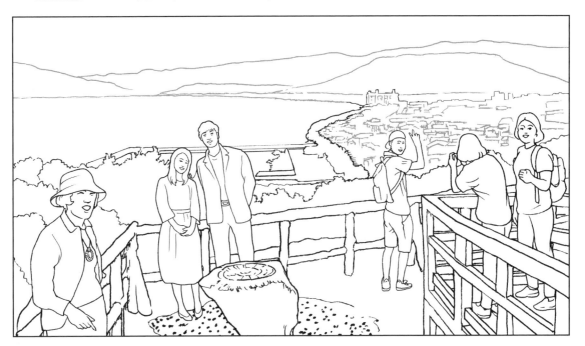

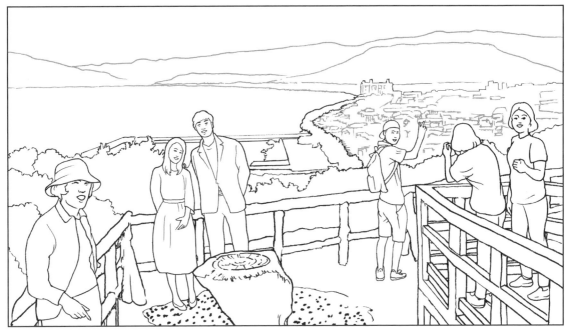

ワンポイントガイド

日本三大松原の一つで特別名勝。唐津湾の海岸沿いに、クロマツ100万本が幅約500m、長さ約4.5kmにわたって生い茂っています。東京ドーム約46個分の広さです。

「虹の松原の散歩は気持ちよさそうですね」

まちがい探し 43

ふるさとの風景 **長崎県 グラバー園**

右の絵と左の絵で、**ちがうところが5つ** あります。見つけてください。

… 解答は79ページ

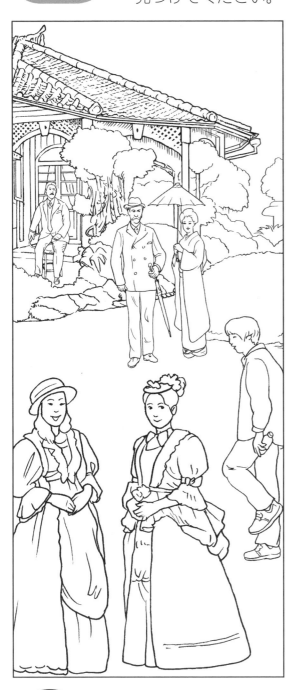
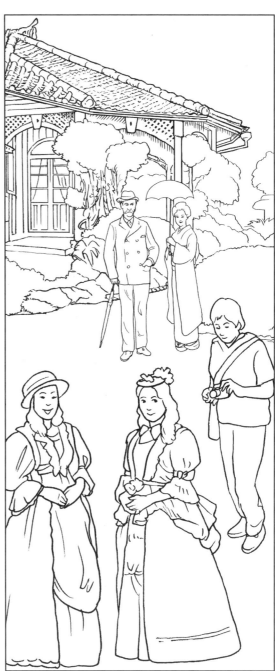

ワンポイントガイド

グラバー園は長崎市南山手町の観光施設。旧グラバー住宅は1863年に作られた現存する日本最古の木造洋風建築。英国人貿易商のグラバーは日本の近代化に貢献。

「グラバー園の建物はとても古いそうですね」

まちがい探し 44

ふるさとの風景 **熊本県 阿蘇山（あそさん）**

年　　月　　日　｜　氏名

右の絵と左の絵で、**ちがうところが5つ** あります。
見つけてください。

… 解答は 79 ページ

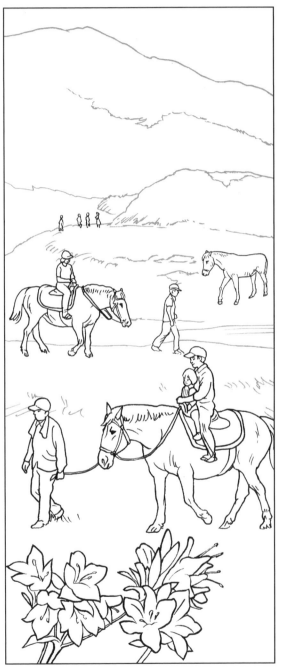
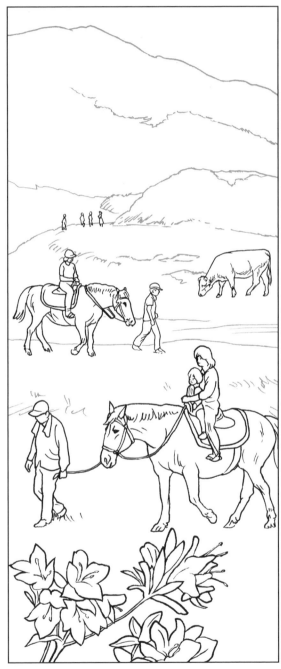

ワンポイントガイド

火の国のシンボル、九州中央部の活火山。高さ1,592m。世界有数の大型カルデラで外輪山は南北25km、東西18km。日本ジオパーク、世界ジオパーク認定。日本百名山。

「阿蘇山の草千里では乗馬ができるそうですね」

まちがい探し 45

年　月　日　｜　氏名

ふるさとの風景 **宮崎県 日南海岸**(にちなんかいがん)

上の絵と下の絵で、**ちがうところが5つ**あります。
見つけてください。　　　　　… 解答は79ページ

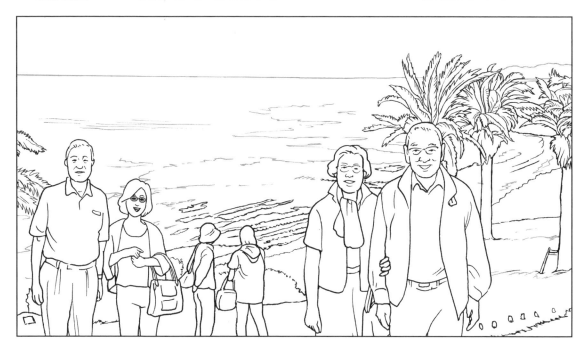

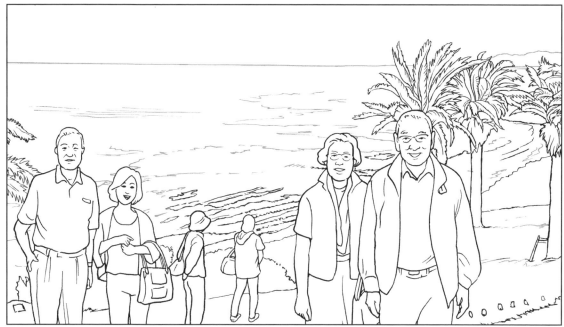

ワンポイントガイド
宮崎県南部の海岸。鬼の洗濯板といわれる青島の鋸の歯状の海岸地形、都井岬の野生馬やソテツなど多くの見どころが。昭和40年代は新婚旅行のメッカでした。

「日南海岸の日の出はきれいでしょうね」

まちがい探し 46

ふるさとの風景 **鹿児島県 桜島**(さくらじま)

上の絵と下の絵で、**ちがうところが5つ** あります。
見つけてください。 … 解答は79ページ

年　月　日｜氏名

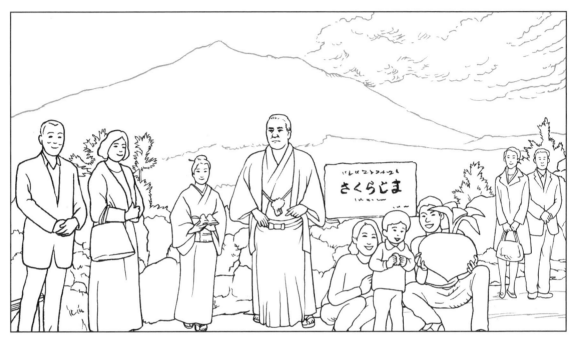

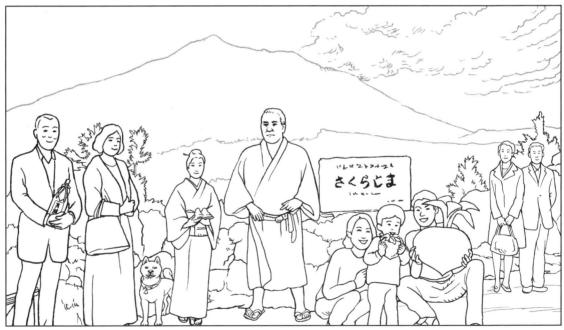

ワンポイントガイド

鹿児島湾（錦江湾）にある東西12km、南北10km、高さ1,117mの活火山。昔は島でしたが1914年の噴火で陸続きに。桜島大根、桜島小みかん、温泉などが名物です。

「西郷さんも桜島を見て育ったのでしょうね」

まちがい探し 47

ふるさとの風景 **沖縄県 首里城公園**(しゅりじょうこうえん)

年　月　日 ｜ 氏名

上の絵と下の絵で、**ちがうところが5つ** あります。見つけてください。
　　　　　　　　　　　　　　　　　　　… 解答は79ページ

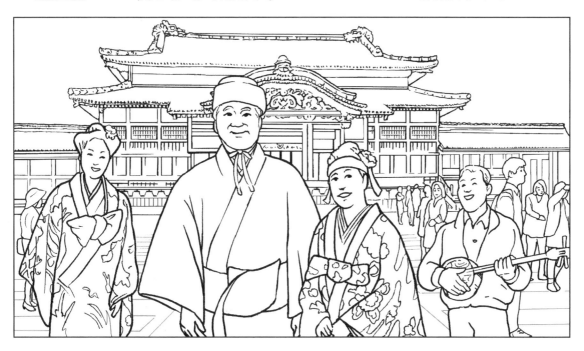

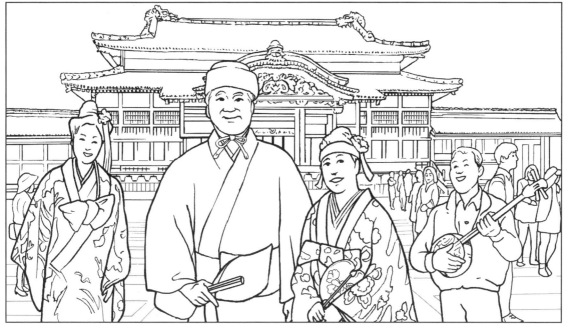

ワンポイントガイド

那覇市首里にあるグスク（御城）の城趾で、世界文化遺産に登録されています。1429〜1879年の琉球王国の中心が首里城でした。復元された守礼門や正殿が有名。

「首里城公園から見た沖縄の青い海はきれいでしょうね」

PART 7

今日から楽しくできて効果実感！

脳活習慣10

～脳活習慣1～
新聞一面の大見出しをなぞり書き

【1文字ずつ、ゆっくりと】

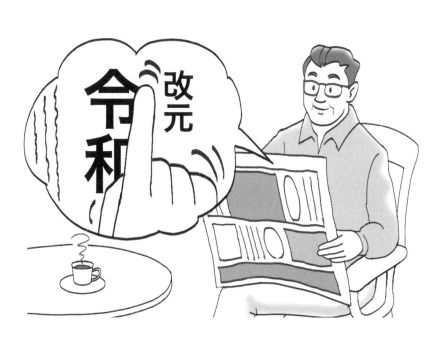

毎日配達されてくる新聞一面の大見出しを、指でなぞり書きしてみましょう。例えば「令和時代始まる」などの大見出しを、「令」、「和」など、指先でなぞっていきます。なぞりながら、音読しても結構です。新聞の大見出しは、出来事のエッセンスを示しています。大見出しをなぞり書きすることで、世の中に起こっていることを大まかにとらえることができ、時事的な話題が豊富になります。そして、こうした話題は他人とのコミュニケーションを円滑にするので、脳のさらなる活性化につながっていきます。

～脳活習慣2～
音読

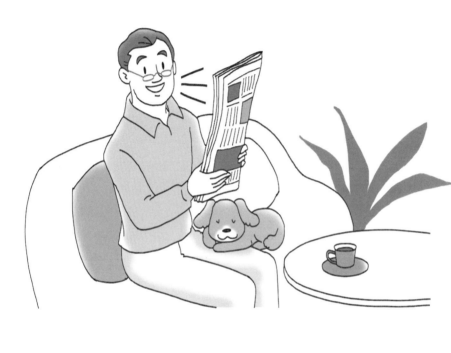

【新聞のコラムを音読する】

「天声人語」「編集手帳」「余録」など、新聞1面のコラムを音読してみましょう。普通に目で読む脳への「入力」に、音読という脳からの「出力」を加えることで、その声が耳からまた脳へ「入力」されていきます。

音読は、脳に対する情報の入出力を一気に増やす効果があります。毎日が難しければ、1週間に1回、1カ月に1回など、できるときに音読するのもいいでしょう。さらには、音読に加えて新聞のコラムをノートに書き写すのも、脳によい刺激を与えます。

～脳活習慣３～
毎日ニコニコする

【鏡に向かって、他人に向かって】

毎日、意識してニコニコしましょう。周囲の人とのおしゃべりの中や、テレビのお笑い番組を見てなど、どんな方法でも構いません。笑顔には脳を効率よく働かせる作用があります。周囲の人に毎日笑顔を向けてみましょう。笑顔を向けられた人の脳も笑顔になって、効率よく気持ちよく働くようになります。また、トイレに立ったときや、お化粧をするときなど、鏡の中の自分に向かってニッコリと笑いかけてみましょう。たったこれだけの習慣が、あなたの脳を若々しく保ちます。

～脳活習慣4～
まねをする

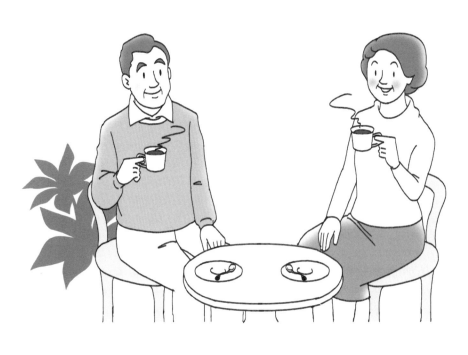

【相手の動作や呼吸をまねる】

向き合って話をしている相手の動作を、さりげなくまねてみましょう。足を組んだら足を組み、コーヒーカップを持ったらコーヒーカップを持ちます。見つめたら見つめ、目を逸らしたらこちらも目を逸らします。相手がニッコリしたら、こちらもニッコリ。慣れてきたら、動作だけでなく、話す速さや間のとり方もまねてみます。相手の呼吸を感じ取って、そのリズムに自分の呼吸を合わせるようにします。すると相手の脳もあなたの脳も似た感じで働くようになり、お互いの感覚や考えが理解しやすくなります。

～脳活習慣5～
おしゃれをする

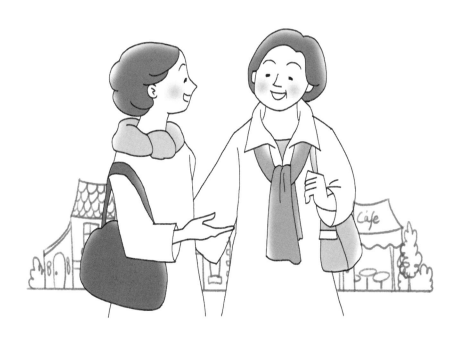

【好きな服を身にまとう】

ファッションやおしゃれに気を使うだけで、脳内でよい変化が起こり、元気になれます。年齢や性別は関係ありません。好きな服を着て、街に出かけ、さっそうと歩いてみましょう。出かけることがままならない場合は、お化粧をして、好きなアクセサリーや時計などを身につけ、好きな服を着てみましょう。ネックレス、イヤリング、眼鏡、ハンカチーフ、ネクタイ、帽子、何か一つだけでも結構です。また、他人に見えない下着のおしゃれでもOKです。

～脳活習慣6～
毎日ほめる、ほめ合う

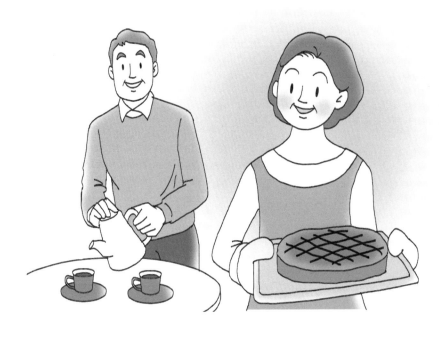

【意識して毎日ほめる、ほめ合う】

ほめられて気持ちがいいとき、脳は効率よく働きます。気持ちいいと感じると、脳は自発的に物事を覚え、新たな工夫をしていこうとします。気持ちよさ、楽しさは脳を変えるエネルギーのようなもの。ほめる、ほめ合うことで脳は変わり始めます。困ったときこそ、自分をほめ、家族をほめ、仲間をほめ、ほめ合いましょう。脳はややこしく複雑なシステムで、いちいち指図して変えるのは不可能ですが、お互いにほめる、ほめ合うことで、自発的な変化を促すことができます。

～脳活習慣7～
朝日を浴びる

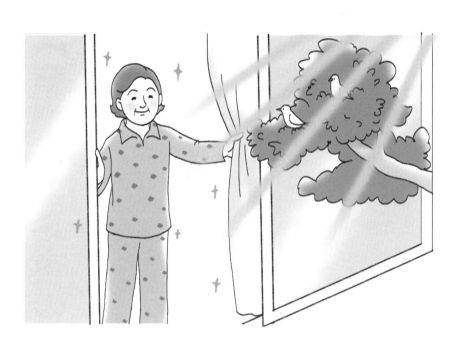

【毎朝、生体リズムをリセット】

私たちの体はいくつかの体内時計をもっていて、複数のリズムを刻んでいます。その中でもメインの生体リズムは約25時間周期。1日は24時間なので、1時間のズレが生じています。そのままではいずれ昼夜逆転してしまいますが、朝日を浴びることで生体リズムがリセットされています。朝、目が覚めたらカーテンや雨戸を開けて、朝日をしっかり浴びましょう。また、朝、顔を洗うことも大切です。ひきこもり気味になると洗顔も面倒になりますが、顔からの刺激は脳を目覚めさせます。

～脳活習慣8～
決まった時間に運動

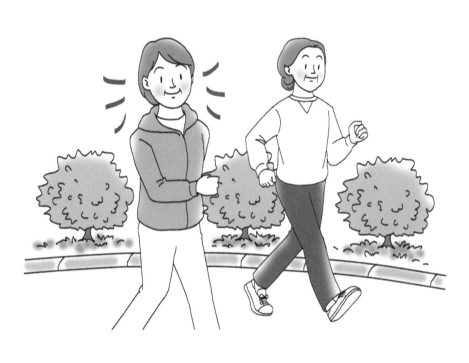

【朝起きて、夜の入浴前などに】

朝日を浴びるのと同様に、毎日決まった時間に行う運動は、生体リズムを24時間リズムに合わせる上で役立ちます。最も簡単なのはウォーキング。朝、夕方など、1日に合計1万歩のウォーキングを生活の中に組み込んでみましょう。また、運動と同じく、食事も生体リズムを合わせる上で重要な役割をしています。できるだけ一定の時間に食事をとりましょう。結局、昔からよく言われていること、「規則正しい生活」が生体リズムを整え、心身の健康をつくります。

～脳活習慣9～
目を閉じて深呼吸

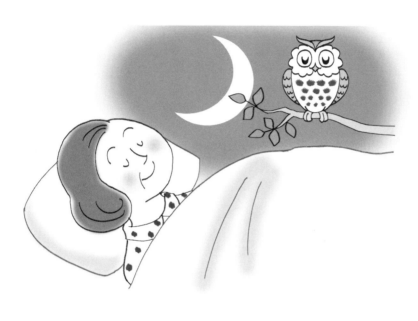

【脳を楽に活動させる方法】

目を閉じると、視覚刺激がなくなって、脳の大半を休ませることができます。特に脳の表面（知性にかかわる部分。主に前頭葉）を休ませて、脳の奥の方（食欲・性欲などの欲求をつかさどり、自律神経をコントロールする部分。主に視床下部）が活動しやすくなります。そして、ゆっくりと深呼吸を繰り返すことも、交感神経の活動を抑え、視床下部を休めることにつながります。さらには、脳に酸素がいきわたって活動しやすくなり、お肌がみずみずしくなる効果もあります。

~脳活習慣10~
子どものころのアルバムをながめる

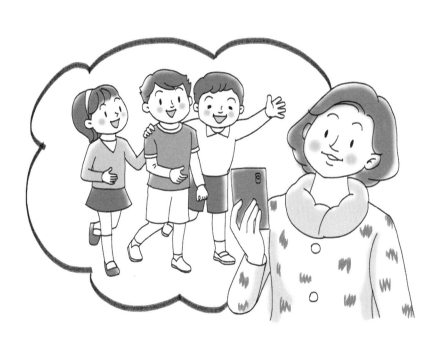

【スマホに写真を入れておく】

疲れたときや、困難にぶつかったとき、子どものころの好きな写真を眺めてみましょう。過去の楽しい思い出は、脳の中にいい記憶として刻まれていますが、それを思い出すことで、頭の空回り（悪循環）から抜け出すことができます。アルバムは押し入れの中にしまいこまず、時々見返しましょう。あなたの子ども時代の特に気にいっている写真は、心の救急箱のようなものです。大切にしてください。疲れたときにすぐ見ることができるように、スマホや定期入れなどに写真を入れておきましょう。

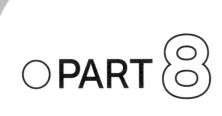

まちがい探し解答編

※歴史上の人物・名産・その他の一口メモ

まちがい探し 解答編

まちがい探し 4
秋田県 角館の武家屋敷
秋田犬、武士

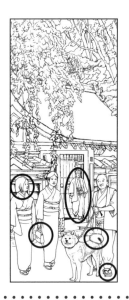

まちがい探し 1
北海道 札幌市時計台
クラーク博士

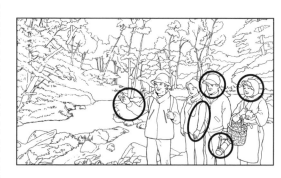

まちがい探し 5
山形県 立石寺（山寺）
月山、サクランボ

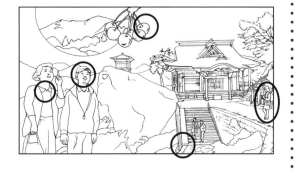

まちがい探し 2
青森県 奥入瀬渓流
リンゴ売り

まちがい探し 6
宮城県 仙台城跡
七夕、伊達政宗

まちがい探し 3
岩手県 中尊寺金色堂
松尾芭蕉

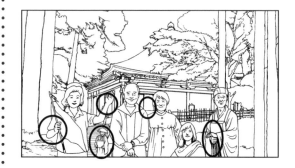

福島県 塔のへつり
赤べこ、スパリゾートハワイアンズ

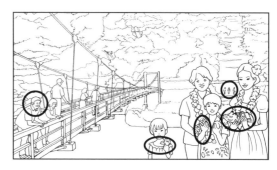

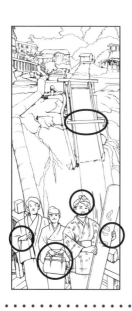

群馬県 草津温泉
湯もみ

茨城県 偕楽園
水戸黄門、印籠

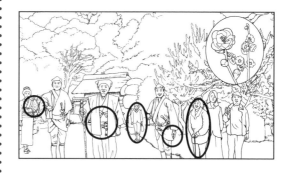

埼玉県 長瀞渓谷
長瀞ラインくだり、ラフティング、観光馬車

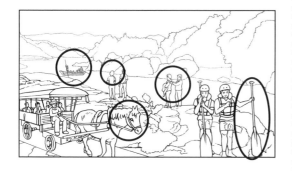

栃木県 日光東照宮
三猿、栗石返し

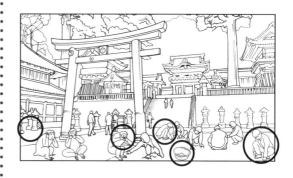

千葉県 犬吠埼灯台
銚子電鉄、菜の花

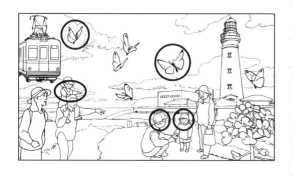

※歴史上の人物・名産・その他の一口メモ

まちがい探し 解答編

まちがい探し 16
富山県 黒部ダム
六体の人物像、チューリップ

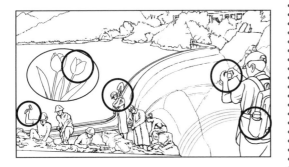

まちがい探し 13
東京都 東京タワー
ゴジラ（雲）

まちがい探し 17
石川県 兼六園
クロユリ

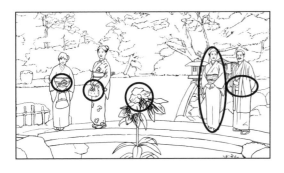

まちがい探し 14
神奈川県 日本丸メモリアルパーク
カモメ

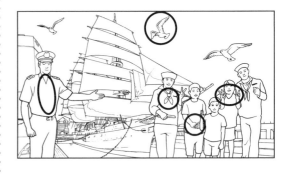

まちがい探し 18
福井県 東尋坊
恐竜、観光遊覧船

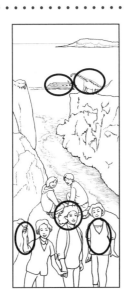

まちがい探し 15
新潟県 佐渡のたらい舟
佐渡おけさ、トキ

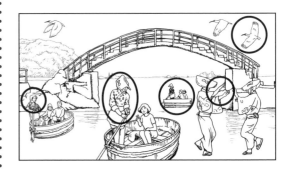

まちがい探し 22
愛知県 香嵐渓
五平餅

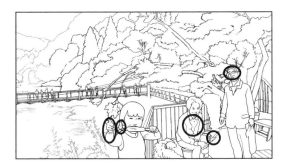

まちがい探し 19
山梨県 河口湖
カヌー

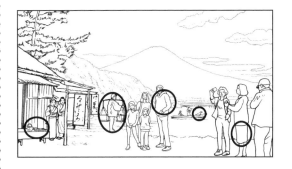

まちがい探し 23
岐阜県 白川郷の合掌造り
獅子舞

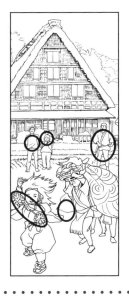

まちがい探し 20
長野県 地獄谷野猿公苑
ニホンザル、鬼

まちがい探し 24
滋賀県 琵琶湖
ビワコオオナマズ、カイツブリ

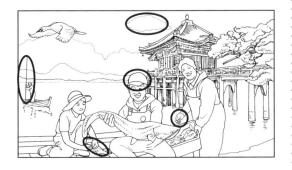

まちがい探し 21
静岡県 熱海温泉
尾崎紅葉、金色夜叉

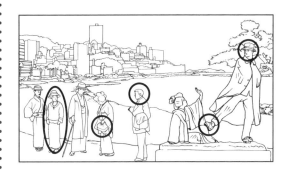

※歴史上の人物・名産・その他の一口メモ

まちがい探し 解答編

まちがい探し 28
和歌山県 熊野古道
那智大社、平安衣装、パンダ

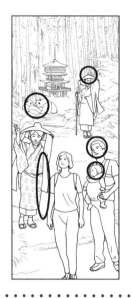

まちがい探し 25
三重県 伊勢神宮
宇治橋

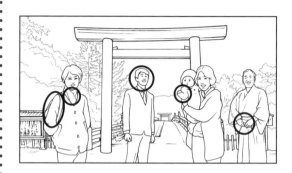

まちがい探し 29
大阪府 通天閣
新世界、ビリケン像

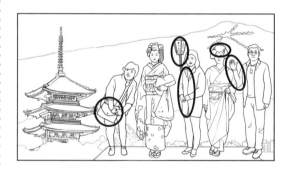

まちがい探し 26
京都府 五山送り火
舞妓、芸妓、五重塔

まちがい探し 30
兵庫県 姫路城
宝塚歌劇団、鯱（しゃち）瓦

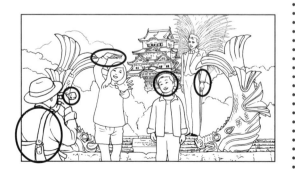

まちがい探し 27
奈良県 東大寺
大仏殿、シカ

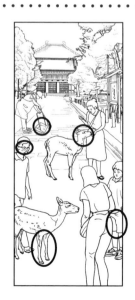

ご長寿脳活まちがい探し日本一周 ふるさとの風景編 76

まちがい探し 34
広島県 嚴島神社
嚴島神社の能

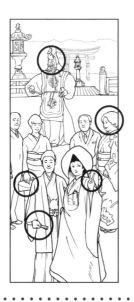

まちがい探し 31
鳥取県 鳥取砂丘
ラクダ

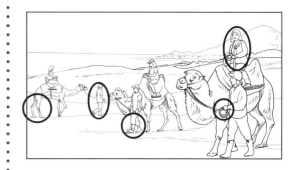

まちがい探し 35
山口県 錦帯橋
大名行列

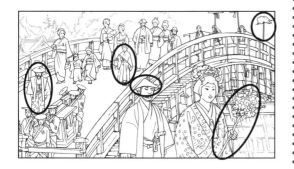

まちがい探し 32
島根県 出雲大社
大国主神（おおくにぬしのかみ）、大黒様、因幡の白うさぎ

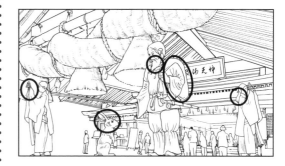

まちがい探し 36
徳島県 祖谷のかずら橋
シラクチカズラ

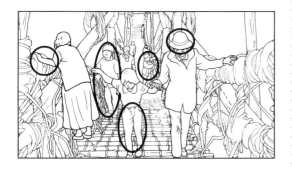

まちがい探し 33
岡山県 岡山後楽園
岡山城、タンチョウ

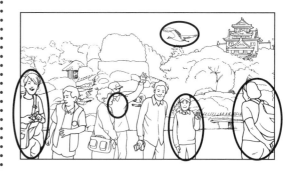

※歴史上の人物・名産・その他の一口メモ

まちがい探し 解答編

まちがい探し 40
福岡県 太宰府天満宮
菅原道真、飛梅

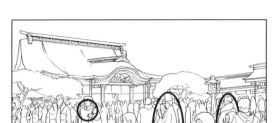

まちがい探し 37
香川県 小豆島オリーブ公園
ギリシャ風車

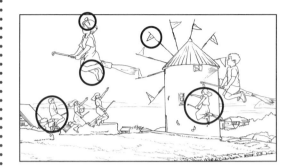

まちがい探し 41
大分県 別府温泉
ニホンザル（高崎山自然動物園）

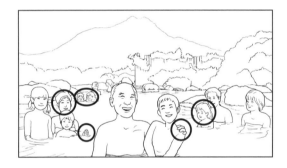

まちがい探し 38
高知県 桂浜
坂本龍馬、クジラ

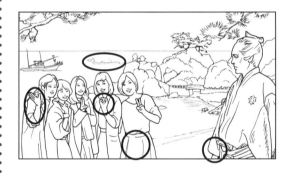

まちがい探し 42
佐賀県 虹の松原
鏡山、満島漁港

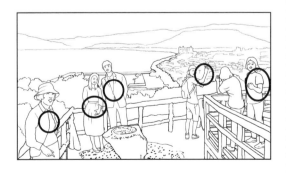

まちがい探し 39
愛媛県 道後温泉本館
夏目漱石

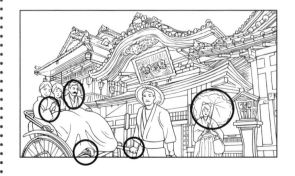

ご長寿脳活まちがい探し日本一周　ふるさとの風景編

まちがい探し 46
鹿児島県 桜島
西郷隆盛、愛加那、薩摩犬（ツン）、薩摩焼酎

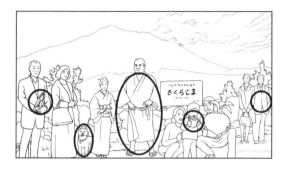

まちがい探し 43
長崎県 グラバー園
グラバー、プッチーニ、三浦環（蝶々夫人役）、レトロ衣装

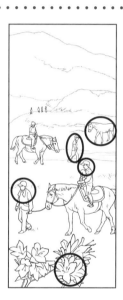

まちがい探し 47
沖縄県 首里城公園
琉装、三線

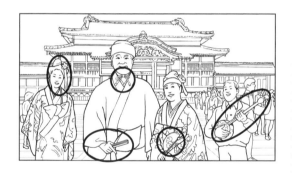

まちがい探し 44
熊本県 阿蘇山
ミヤマキリシマ

まちがい探し 45
宮崎県 日南海岸
鬼の洗濯板、フェニックス

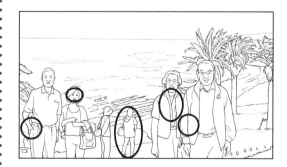

＜STAFF＞
デザイン　沖中 尚登
イラスト　うかい えいこ
編　　集　斉藤 滋人

監　修　篠原菊紀（しのはら・きくのり）

脳科学者、公立諏訪東京理科大学・工学部情報応用工学科教授、地域連携研究開発機構・医療介護・健康工学部門長。1960年生まれ。東京大学、同大学院教育学研究科等を経て、現職。専門は応用健康科学、脳科学で、学習時・運動時・遊びの際など日常的な場面での脳活動を調べている。中高年の脳トレや幼児教育、製品・サービス開発のほか、テレビやラジオでも活躍。『ボケない頭をつくる60秒活脳体操』（法研）、『受験生をごはんで応援！ 合格賢脳レシピ80』（法研）他、著書も多数。

ぬり絵・パズル　杉井洋一（すぎい・よういち）

熊本県生まれ。日本大学芸術学部美術学科卒業後、デザイン会社勤務。1979年㈱アンデルセン設立。商品企画、デザイン、イラストを手がける。93年、独立してフリーランスになり杉井デザインの名称で活動。ペン画の世界遺産のカレンダーシリーズをはじめ、植物、鳥、犬などのイラスト、医療のイラスト、パズル、漫画、刺繍用の魚のデザインイラスト原画作成など、幅広く制作。

脳科学者しのはら先生の
ご長寿 脳活まちがい探し 日本一周 ふるさとの風景編

令和元年9月20日　第1刷発行

監　　修　篠原菊紀
ぬり絵・パズル　杉井洋一
発　行　者　東島俊一
発　行　所　株式会社 法 研
　　　　　　〒104－8104　東京都中央区銀座1－10－1
　　　　　　電話03（3562）7671（販売）
　　　　　　http://www.sociohealth.co.jp
編集・制作　株式会社 研友企画出版
　　　　　　〒104－0061　東京都中央区銀座1－9－19
　　　　　　法研銀座ビル
　　　　　　電話03（5159）3724（出版企画部）
印刷・製本　研友社印刷株式会社

0123

小社は㈱法研を核に「SOCIO HEALTH GROUP」を構成し、相互のネットワークにより、"社会保障及び健康に関する情報の社会的価値創造"を事業領域としています。その一環としての小社の出版事業にご注目ください。

©Kikunori Shinohara 2019 printed in Japan
ISBN 978-4-86513-667-8 C0077　定価はカバーに表示してあります。
乱丁本・落丁本は小社出版事業課あてにお送りください。
送料小社負担にてお取り替えいたします。

JCOPY〈（社）出版者著作権管理機構 委託出版物〉
本書の無断複製は著作権法上での例外を除き禁じられています。複製される場合は、そのつど事前に、（社）出版者著作権管理機構（電話03-3513-6969、FAX03-3513-6979、e-mail: info@jcopy.or.jp）の許諾を得てください。